痛风

饮食宜忌速查

于建敏 / 解放军三〇九医院门诊部
主编   副主任

王晶 / 解放军三〇九医院营养科
主编   主治医师

U0389445

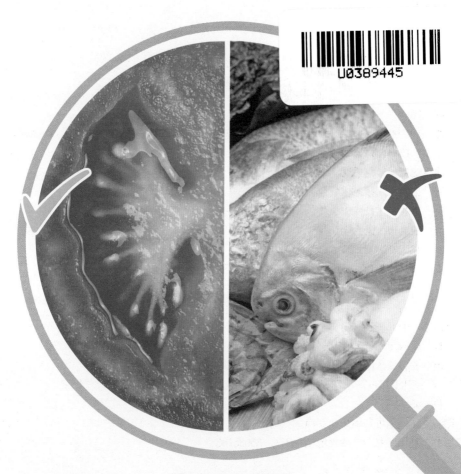

吉林科学技术出版社

图书在版编目（CIP）数据

　　痛风饮食宜忌速查 / 于建敏，王晶主编. -- 长春：
吉林科学技术出版社，2017.11
　　ISBN 978-7-5578-3410-4

　　Ⅰ.①痛… Ⅱ.①于… ②王… Ⅲ.①痛风－食物疗法
Ⅳ.①R247.1

　　中国版本图书馆CIP数据核字(2017)第261107号

痛风饮食宜忌速查
TONGFENG YINSHI YI-JI SUCHA

主　　编　于建敏　王　晶
出 版 人　李　梁
责任编辑　孟　波　宿迪超　于潇涵
封面设计　杨　丹
制　　版　悦然文化
开　　本　710 mm×1000 mm　1/16
字　　数　260千字
印　　张　16
印　　数　1-7 000册
版　　次　2017年11月第1版
印　　次　2017年11月第1次印刷
出　　版　吉林科学技术出版社
发　　行　吉林科学技术出版社
地　　址　长春市人民大街4646号
邮　　编　130021
发行部电话/传真　0431-85635176　85651759　85652585
　　　　　　　　　　　　85635177　85651628
储运部电话　0431-86059116
编辑部电话　0431-85610611
网　　址　www.jlstp.net
印　　刷　长春新华印刷集团有限公司
书　　号　ISBN 978-7-5578-3410-4
定　　价　45.00元
如有印装质量问题可寄出版社调换

痛风一词最早出现在南北朝时期的医学典籍里，因其疼痛来得快，如一阵风，故而得名。古代又称"痛痹"，明朝虞抟所著《医学正传》云："夫古之所谓痛痹者，即今之痛风也。"历史上，痛风是一种"富贵病"，古代的达官贵人，痛风的发病率很高，而普通百姓的发病率较低。

然而，随着生活条件的提高，物质生活的丰富，人们越来越追求生活的品质，尤其是美食，酒肉过量导致痛风已不再是帝王将相的专利，越来越多的人患上痛风，其中大多数患者为男性。

针对痛风与饮食的关系，我们特别编撰了这本《痛风饮食宜忌速查》，让痛风患者的饮食更加健康。

全书共分为五部分，绪论部分为您介绍了尿酸的来源、痛风的分类、哪些人易患痛风、怎样预防痛风反复发作等，让您全面了解痛风，更好地预防痛风；第一章为您详细阐述了痛风饮食调养的总原则，如多喝水，亲近低嘌呤、适量中嘌呤、远离高嘌呤食物，每天摄入 25~30 克膳食纤维，多吃高钾食物，多吃富含维生素 C 的蔬果等，让您的日常饮食有据可依；第二章为您详细介绍了 66 种低、中嘌呤食物及 18 种不宜食用的高嘌呤食物，8 种中药不仅可以为您缓解痛风症状，还不会对身体造成负担；第三章针对痛风易患的并发症，推荐了适合的饮食原则及宜吃食物和忌吃食物，有效预防和控制痛风并发症；第四章针对痛风急性期和缓解期的饮食，提出了宜吃和忌吃什么，还特别列出了一周食谱，使痛风患者一目了然，科学饮食。

相信有了本书的指导，您不仅能吃得随心所欲，还能轻轻松松地不让痛风再次上演。

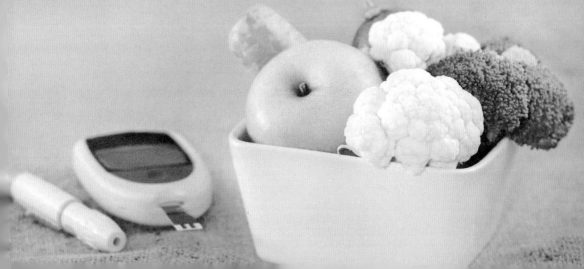

目录CONTENTS

绪论 明明白白看痛风

第一章 痛风饮食调养原则知多少

第二章　痛风患者的日常饮食宜忌

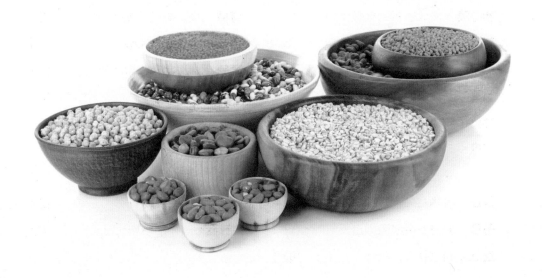

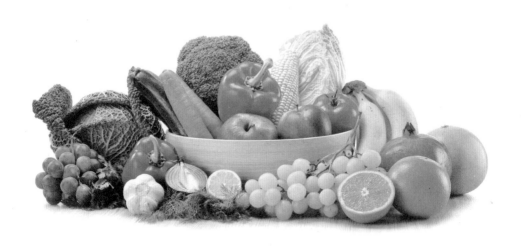

蔬菜类

水果类

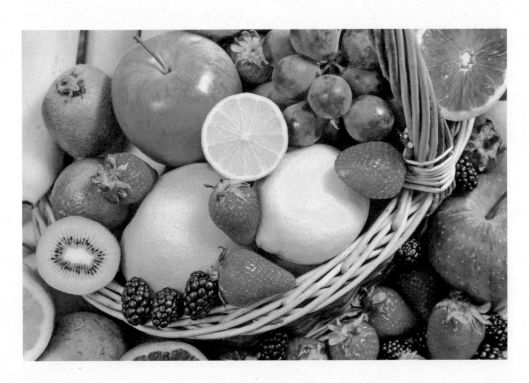

第三章 痛风并发症患者的饮食宜忌

第四章 痛风急性期和缓解期饮食宜忌

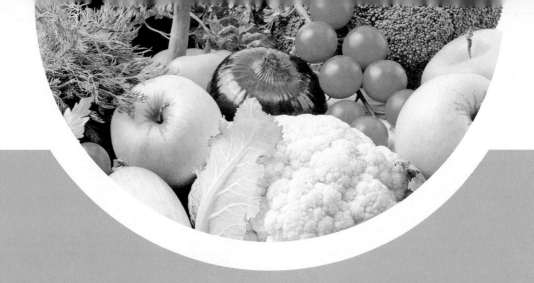

绪 论

明明白白看痛风

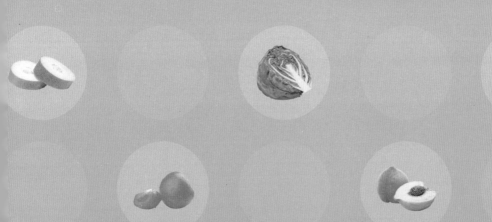

痛风发生的物质基础：尿酸

尿酸是嘌呤在体内氧化代谢的产物，最终由肾脏和肠道排出。那么，嘌呤又是何物？

嘌呤到底是什么

人体是由一个个细胞堆积而成，它们无时无刻不在进行新陈代谢。细胞的细胞核中含有遗传物质染色体——由核酸和蛋白质组成。当细胞被破坏时，细胞核中的核酸会释放出来。核酸经过氧化分解，就形成了嘌呤。嘌呤在人体内主要是以嘌呤核苷酸的形式存在，它对人体有重要的作用。

嘌呤对人体的正能量作用

人体内主要包括四种嘌呤碱基，即腺嘌呤、鸟嘌呤、次黄嘌呤、黄嘌呤，嘌呤碱基在人体中有着特殊的功能。

组成核酸

这是嘌呤最重要的生理功能，与嘧啶核苷酸一起组成核酸，储存遗传信息，传递遗传信息。

提供能量

三磷酸腺苷（ATP）和二磷酸腺苷（ADP）是细胞的主要能量形式，帮助人体维持正常的生理活动。

身体内的"信使"

由嘌呤组成的环磷酸腺苷、环磷酸鸟苷是身体的重要"信使"，辅助生长激素、胰岛素等多种细胞膜受体激素发挥作用。

参与某些辅酶的组成

参与组成辅酶A、辅酶I、辅酶II等，这些辅酶能帮助糖类、脂肪和蛋白质在人体中的代谢。

嘌呤来源于食物和人体中的遗传因子分解。大部分嘌呤都将在肝脏中经过氧化变成尿酸。在正常情况下，体内产生的尿酸2/3通过肾脏排泄，1/3通过大肠排泄。体内的尿酸处在不断地生成和排泄过程中，因此它在血液中可维持一定的浓度。

内源性尿酸和外源性尿酸

尿酸是嘌呤"自身奉献"的结果，在人体内经过一系列过程，最终被排出。嘌呤经过身体内部酶类的"加工"，分解出尿酸，成为内源性尿酸。有"内源性"，当然就有"外源性"——我们每天的饮食中都含有嘌呤类化合物、核酸化合物、核蛋白等，经过消化和吸收，以及酶的参与，形成外源性尿酸。前者约占体内总尿酸的80%，后者约占体内总尿酸的20%。

尿酸浓度高，易招来痛风

正常人体血液中的pH值为7.35～7.45，处于微碱性，而尿酸在这样的酸碱环境下，浓度一旦超标，即男性高于420微摩尔每升、女性高于360微摩尔每升，便会有析出尿酸盐结晶而沉积在组织中的风险，并随血尿酸水平的增加风险相应增加。一般来说，超过这个数值的人，患痛风和肾结石的危险就会大大增加。

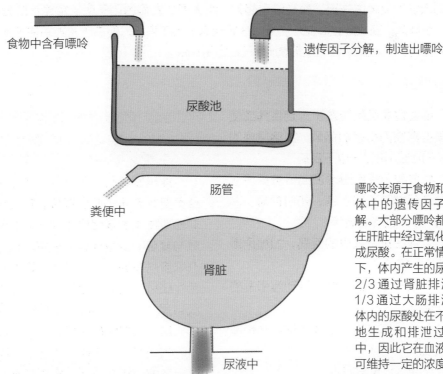

食物中含有嘌呤

遗传因子分解，制造出嘌呤

尿酸池

肠管

粪便中

肾脏

尿液中

嘌呤来源于食物和人体中的遗传因子分解。大部分嘌呤都将在肝脏中经过氧化变成尿酸。在正常情况下，体内产生的尿酸2/3通过肾脏排泄，1/3通过大肠排泄。体内的尿酸处在不断地生成和排泄过程中，因此它在血液中可维持一定的浓度。

体内嘌呤的来源及代谢途径

痛风的分类

痛风是由于血尿酸过多，造成高尿酸血症，血尿酸浓度过高时，尿酸以钠盐的形式沉积在关节、软骨和肾脏中，引起组织异物炎性反应。它会让你周身局部出现红、肿、热、痛的症状，如不及时治疗，还会引起痛风性肾炎、尿酸肾结石，以及性功能减退、高血压等多种并发症。按高尿酸血症形成的原因，可将痛风分为原发性和继发性两类。

原发性痛风

原发性痛风有一定的家族遗传性，10%～20% 的患者有阳性家族史。除 1% 左右的原发性痛风由先天性酶缺陷引起外，绝大多数发病原因不明。常伴有血脂异常症、肥胖症、糖尿病、高血压、冠心病等疾病。近年来，人们由于营养条件改善，平均寿命延长，发病率随年龄而增加，已成为常见病。

继发性痛风

继发性痛风是继发于一定疾病或使用某些药物而引起的痛风，占痛风病的 5%～10%。常见于以下疾病：

1. 核酸分解代谢增加或肾脏排泄尿酸盐获得性缺陷的疾病，如白血病、淋巴瘤、多发性骨髓瘤等。

2. 尿酸排泄减少的疾病，如糖原累积病 I 型等。

3. 烧伤、挫伤、过度运动等引发的组织破坏。

4. 使用呋塞米、乙胺丁醇、水杨酸类及烟酸等药物。

5. 摄入过多蛋白质。

6. 酗酒、铅中毒、铍中毒及有机酸增多等。糖尿病酮症酸中毒、乳酸中毒等也可出现继发性痛风。

家里有人患痛风，就一定得痛风吗

痛风发病与遗传有关。常见的遗传类型有 X 连锁隐性遗传、常染色体隐性遗传和多基因遗传等，其中大多数与复杂的多基因遗传有关。痛风虽有家族高发的可能，但并不等于说父辈有痛风后代就一定得痛风。但在一级亲属关系中，若有 2 例痛风患者，那么这个家族中痛风患者的下一代患该病的概率可达 50%。因此，建议痛风患者的后代在成年后定期检查，提早预防。

痛风，到底有多"痛"

提到痛风，很多患者会眉头紧锁，因为他们经历过刻骨铭心的疼痛。痛风有多痛？有的人形容是像被狗咬，有的人说是像用刀割肉，还有人形容是像砖头砸在脚面上。还有的人说，堂堂八尺男儿也能被痛风折磨得流泪，甚至彪形大汉不停地渴求超剂量使用吗啡止疼。痛风病痛起来可以说是入骨三分。

曾经有一位患者根据自己的感受，把痛风的疼痛分为五个级别，虽然不正规，但是很形象：

五级疼痛：疼痛剧烈，躺在床上直不起腰，一动就痛。

四级疼痛：疼痛很强烈，下半身瘫痪，上半身忍痛可以活动一下。

三级疼痛：很疼，但是扶着桌子可以走路。

二级疼痛：较疼，走路的时候感觉不舒服。

一级疼痛：轻微疼痛，对日常生活没什么影响。

痛风急性发作时会感觉有如猛兽在撕扯、啃噬般的疼痛，连微风拂过都会感觉到钻心的疼痛。

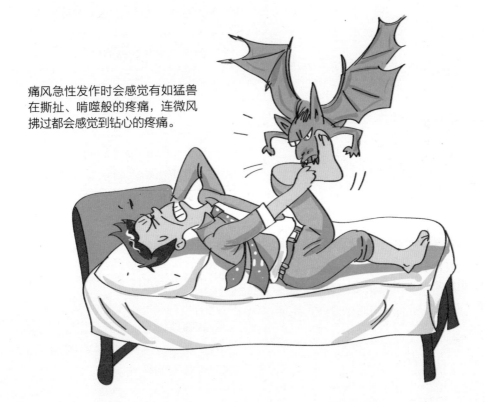

痛风可分为四期

痛风是终身性疾病，病情发展全过程可分为以下四期。

第一期

无症状期

在此时期患者除了血尿酸升高外，并未出现关节炎、痛风石或尿酸结石等临床症状。无症状的高尿酸血症情形可能终其一生都会存在，但也可能会转变成急性痛风性关节炎或肾结石。

第二期

急性关节炎期

此时期患者的血尿酸持续性增高，导致急性痛风性关节炎突然发作，在病发的早期较常侵犯单一关节，其中约有半数发生于一脚掌骨关节，痛风疼痛部位包括大脚趾、脚背、脚踝、脚跟、膝、腕、手指和肘等，但其他部位也会发作。

疼痛会在几天或数周内自动消失，疼痛消失后，看起来关节的炎症消除了，实际上尿酸的结晶并没有消失，关节会渐渐变得肿胀僵硬、屈伸不利。

第三期

痛风石及慢性关节炎期

痛风石是痛风的特征性临床表现，典型部位在耳郭，也常见于反复发作的关节周围及鹰嘴、跟腱、髌骨滑囊等处，外观为皮下隆起的大小不一的黄白色赘生物。关节内大量沉积的痛风石可造成关节骨质破坏、关节周围组织纤维化、继发退行性改变等。临床表现为持续关节肿痛、压痛、畸形及关节功能障碍。

第四期

肾脏病变期

主要表现在两方面：

1. **痛风性肾病：**起病隐匿，临床表现为尿浓缩功能下降，出现夜尿增多、低比重尿、低分子蛋白尿、白细胞尿、轻度血尿及管型等。

2. **尿酸性肾石病：**约10%~25%的痛风患者肾有尿酸结石。较少者呈沙砾状随尿排出，可无明显症状；较大者可阻塞尿路，引起肾绞痛、血尿、肾盂肾炎等。

容易得痛风的人群

随着生活水平的提高和饮食结构的改变，近年来痛风已成为常见病和多发病。

哪些人易患上痛风呢？

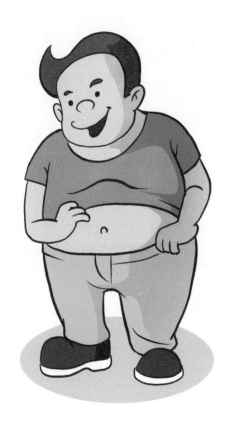

1. 有痛风病家族史者，因为痛风是一种遗传缺陷性疾病，具有明显的遗传倾向。
2. 30岁以上肥胖的男性及绝经期后的女性。
3. 患有2型糖尿病的人。
4. 有漫长的高尿酸血症病史者。
5. 原因未明的关节炎，尤其是中年以上的病人，以单关节炎发作为特征。
6. 肾结石，尤其是反复发作的肾结石伴关节炎病人。
7. 长期从事脑力劳动、缺乏体力活动者。
8. 长期嗜食肉类，并有饮酒习惯的中老年人。

痛风多发于40~65岁成年肥胖男性，因此该年龄段的肥胖男性应积极减轻体重。

痛风都是吃出来的吗

虽然痛风与饮食有密切的关系，但并非都是吃出来的。痛风是尿酸浓度长期升高引起的疾病。那么都有哪些因素会引起痛风呢？

代谢紊乱

尿酸是人体嘌呤分解的产物，人体尿酸有两个来源：从食物中核苷酸分解而来的属外源性，约占体内尿酸的 20%；由体内氨基酸、磷酸核糖等代谢而来的为内源性，约占体内尿酸的 80%。

对高尿酸血症的发生，内源性代谢紊乱较外源性因素更为重要。大量吸收嘌呤使细胞外液尿酸水平迅速发生变化，常常是痛风性关节炎急性发作的诱因。由此可见，痛风虽然与饮食息息相关，但主要是由代谢紊乱形成的。

疲劳

有些痛风患者因长期加班或长途旅行、搬迁新居引发，也有些因受凉、关节局部劳损或扭伤而发病。

性别和年龄

青春期以后，男性血尿酸水平高于女性，女性在绝经以后血尿酸才升高，但仍低于男性。基于上述特点，痛风大部分在 30～70 岁发病，绝大多数在 40 岁以上发病，男性最高的发病年龄在 50～59 岁。女性痛风患者发病几乎都在 50 岁以后。

药物

有些痛风患者是因为长期服用某种药物而引起痛风，如长期服用噻嗪类利尿降压药的高血压患者，可损害肾脏，阻止尿酸从肾脏排泄，导致高尿酸血症及痛风。此外，心脑血管病患者长期用阿司匹林，也会抑制尿酸的排泄，可使高尿酸血症和痛风的发病率增高。

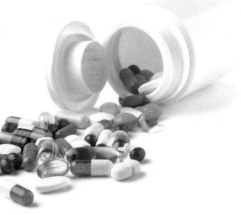

痛风发作的特征

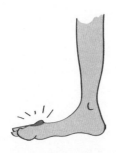

60%~70% 的人第一次发作都在大脚趾根部（第一跖趾关节）

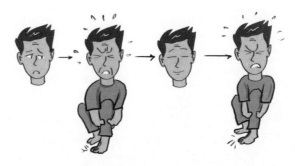

在几乎忘却时第二次发作来临

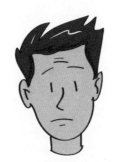

30~50 岁的男性易患痛风

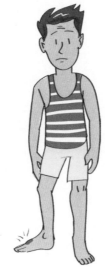

痛风发作大多不会同时发生在两个以上的关节部位

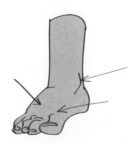

发作主要集中于脚背、踝关节、大脚趾趾根部

炎症反应（红肿热痛）通常在一天内达到高峰

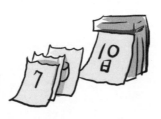

发作时疼痛时间通常不会超过 10 天

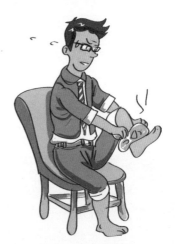

痛风多在夜间发作

高尿酸血症 ≠ 痛风

有的人在体检时发现血尿酸值增高，就怀疑自己得了痛风。其实，如果只有血尿酸水平升高，未有过痛风性关节炎发作，只能称之为高尿酸血症。高尿酸是痛风的生化标志，但并非等同于痛风，有过痛风关性节炎的发作，才可称之为痛风。

高尿酸血症的诊断标准

一般来说，在检查血尿酸水平时，如果发现男性超过 416 微摩尔每升、女性超过 357 微摩尔每升，则可诊断为高尿酸血症。这类人群 20%～30% 会发生痛风。

一次血尿酸高 ≠ 高尿酸血症

如果只有一次血尿酸增高，也不能诊断为高尿酸血症。因为有不少因素可能使血尿酸增高，如饥饿，饮酒，进食高热量、高嘌呤的饮食，以及应用噻嗪类及氨苯蝶啶等利尿剂、小量阿司匹林等药物，只要除掉这些因素，尿酸就可以恢复正常。

因此，不能因一次检查血尿酸增高，就"一次定终身"地诊断为高尿酸血症，更不能仅因一次血尿酸值增高就戴上痛风的帽子。一般至少间隔 3 日复查后再进行明确诊断。

尿酸的正常值

在肾功能化验单中，UA 代表血尿酸，这项指标很重要，尤其是在诊断痛风时。

UA 参考值为：男性正常值范围为 149～416 微摩尔每升，女性要略低一点，为 89～357 微摩尔每升。

痛风必须具备两个条件

痛风必须具备两个条件：一个是高尿酸血症；另一个是痛风性关节炎。长期的高尿酸状态多会发展成痛风，但痛风的病因不仅仅是因为血尿酸高。有的痛风患者血尿酸在正常值范围，这是因为这人群尿酸基础值低所致。

高尿酸血症一般不需治疗，但痛风必须治疗

高尿酸血症属于痛风的无症状期，只要注意饮食或找出原因矫正，尿酸值会恢复正常，通常不需要药物治疗。而痛风则是一种有关节痛的疾病状态，必须服药治疗。

预防痛风发作的要点

在得了痛风以后，应积极预防痛风的再次发作。

预防痛风的具体方法

1. 要节制饮食，避免大量进食高嘌呤食物，严格戒酒，少喝碳酸饮料。
2. 多饮水，可促进尿酸排出。
3. 防止肥胖。
4. 保持精神愉快，因为精神紧张、失眠，也会增加痛风急性发作的概率。
5. 避免过度劳累。
6. 避免关节局部受潮、受凉，吹空调、天气突变等都会导致关节受凉、受潮，引发痛风急性发作。
7. 平时要注意保护关节，避免关节局部扭伤。
8. 不宜使用抑制尿酸排出的药物，如氢氯噻嗪、呋塞米等。
9. 接受药物治疗以降低血尿酸，并积极防治并发症。
10. 接受定期随访和定期复查血尿酸。
11. 继发性痛风的预防主要是积极治疗白血病、多发性骨髓瘤、慢性肾病等原发病。

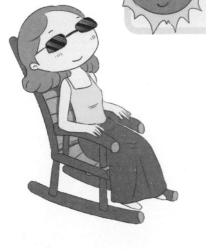

保持良好的心情，是战胜痛风的第一步，因为情绪波动，容易引发代谢紊乱，从而导致尿酸上升，引发痛风急性发作。

为什么痛风反复发作

经常有痛风患者说自己的痛风会"转移"：前几年是左大脚趾痛，最近变成了右大脚趾；之前只有一只脚痛，现在两只脚都痛，连地都下不了！之前脚趾痛，现在脚踝痛、膝关节痛……似乎这痛风不断"转移"复发了，这到底是怎么回事？

痛风并非单一疾病

痛风是一组与遗传有关的嘌呤代谢异常所致的疾病。其临床特点为反复发作的急性关节炎及慢性表现，如痛风石、关节强直或畸形、肾实质损害、尿路结石、高尿酸血症等。痛风并非单一疾病，而是一种综合征，有许多疾病可以引起血尿酸增高，并沉着于关节、结缔组织和肾脏，而导致这些部位的损害。

痛风"转移"多因尿酸控制不佳

如果痛风部位发生变化或增多，大多是痛风控制不佳的表现。很多患者都知道，痛风发作是尿酸盐晶体沉积在关节腔所导致的。当尿酸水平低时，尿酸能溶解在血液中，但当尿酸水平过高时，一部分尿酸就会从血液中析出沉积到关节腔里及周围组织中。

不痛了不代表就好了

痛风急性发作的时候，疼痛一般在 3~10 日后逐渐消退。去医院及时就诊后，疼痛会消失得更快，常在吃药后的第二天症状就好了一大半，患者也能够比较自如地走动了。于是，很多患者错误地认为病已经好了，不需要吃药治疗了。

但痛风防治的关键在于间歇期的维持治疗，包括服用降尿酸药物、合理饮食、适当运动、关节保护等，以避免再次发作。

有些患者在服用别嘌呤醇、非布司他、苯溴马隆等降尿酸药物的过程中，可能出现痛风"转移"。这是因为在服用降尿酸药时，原本沉积在关节腔及组织中的尿酸盐晶体会（部分）溶解，重新进入血液循环位，但待尿酸达到一定浓度，又会出现其他部位的尿酸结晶，从而引起疼痛。

因此，在降尿酸治疗过程中，医生常会让服用一些预防痛风发作的药物，比如秋水仙碱，从而让痛风患者平稳地度过最初的治疗期。

　　尽管 60%～70% 的痛风患者第一次发作都在大脚趾根部（第一跖趾关节），但如果尿酸长期偏高，全身各关节（脚趾、脚踝、膝盖、手肘等）都可能出现尿酸盐结晶，从而出现痛风"转移"的情况。其实这不是转移，只是因为尿酸没控制好，受累的关节变化或增多了。而长期尿酸控制不佳的危害远不止疼痛，还可能出现痛风石、尿路结石和痛风性肾实质病变等。

避免痛风复发，可这样做

　　知道了痛风反复发作的原因之后，就能采取一些有效的措施了：

1 规范服用降尿酸药物

痛风出现的根本原因是血尿酸水平过高，只有把血尿酸降低到 360 微摩尔每升（无痛风石）或 300 微摩尔每升（有痛风石），才能避免尿酸盐晶体在更多关节沉积、发生"转移"。同时，规范服用降尿酸药，还能促使痛风石溶解吸收。

2 调整生活方式

避免高嘌呤、高油脂等食物大量摄入，规律生活，劳逸结合，避免精神压力过大。过度悲伤、恐惧、沮丧、紧张等精神压力，也会导致内分泌紊乱，造成尿酸的代谢异常，形成内源性尿酸急剧上升，从而导致痛风复发。

3 避免剧烈运动

大家都知道，多参加运动对身体有好处，但运动过度，也会导致痛风急性发作。

4 避免关节部位受凉、受潮

痛风患者平时一定要注意保护关节，如果关节部位受凉受潮，可能导致痛风急性发作。因为关节在受凉受潮的状态下，体温进一步降低，这样会促使血中尿酸在关节部位沉积，受凉部位血管发生痉挛性收缩，关节组织的血液供应减少，血循环处于不良状态，从而引发痛风。

痛风能根治吗

　　痛风是一种古老的疾病，多发于帝王将相和达官显贵，故素有"富贵病"之称。一旦得了痛风，就是终身性疾病，无法根治，但可以通过医学治疗、日常饮食、适当运动等降低血尿酸水平，控制痛风发作，保证生活质量，延长寿命。

药物控制

　　1."两害相权取其轻"，不要认为治疗痛风的药物对肝肾毒性大而不吃，因为痛风本身对机体的损伤要远大于药物的副作用。

　　2.如果尿酸高，即使关节不痛，也需要及时求医问药，使身体恢复常态。因为长期高尿酸血症可导致肾脏慢性损伤，最终导致尿毒症、糖尿病、冠心病、脑卒中等严重并发症。

适当运动

　　1.有氧运动最适合痛风患者，如散步、骑自行车、太极拳、游泳、广播操等。

　　2.进行至少30分钟的运动，应当及时补充水分，通常每隔15分钟补充150~300毫升水，少量多次，小口慢喝，不宜暴饮。

饮食调养

　　1.亲近低嘌呤食物，适量中嘌呤食物，偶尔高嘌呤食物。

　　2.多吃碱性食物，限制酸性食物。

　　3.控制总热量，保持理想体重。

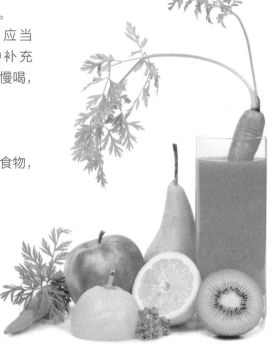

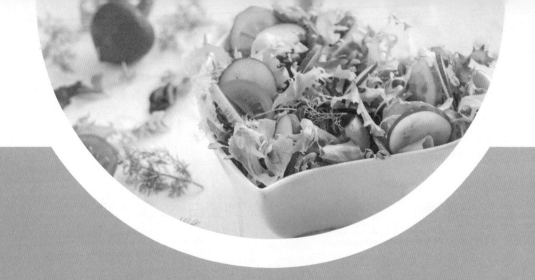

第一章

痛风饮食调养
原则知多少

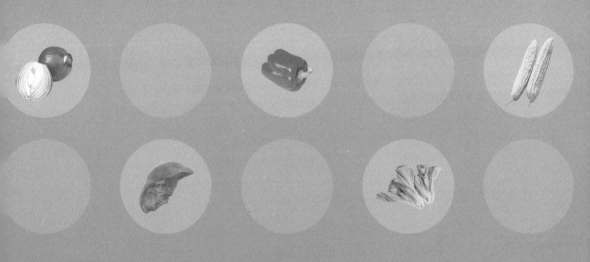

痛风的饮食原则

控制总热量

痛风与肥胖、糖尿病、高脂血症、高血压等疾病关系密切，因此应限制热量，减轻体重，最好能使自己的体重低于理想体重10%～15%。痛风患者的热量摄入需根据情况而定，休息时每日所需的热量按照每千克体重84～105千焦摄入，体力劳动时每日所需热量按照每千克体重126～167千焦摄入，对于肥胖或者超重的患者，需要采取低热量饮食，按照每千克体重42～84千焦摄入，不可过多吃零食，也不可每餐吃得过多、过饱。

少吃高嘌呤食物

根据不同的病情来决定膳食中的嘌呤含量，痛风急性发作时，每天嘌呤量应控制在150毫克以下，以免增加外源性嘌呤的摄入量。间歇期避免进食高嘌呤食物，如肝、腰、胰、沙丁鱼、凤尾鱼、鳙鱼、鲭鱼、肉汁、小虾、肉汤、扁豆类。

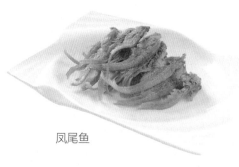

凤尾鱼

限制蛋白质的摄入量

可根据体重，按照比例来摄取，1千克体重应摄取0.8～1克的蛋白质，并以牛奶、鸡蛋为主。如果是瘦肉、鸡鸭肉等，应该煮沸后去汤食用，避免吃炖肉或卤肉。

限制脂肪的摄入量

因脂肪可减少尿酸排出，因此痛风患者每日摄入量应控制在总热量的20%～25%，注意应以植物油为主，少吃动物脂肪。在烹调肉时，应先用水焯一下捞出，肉中的嘌呤可部分排出，可以降低肉食中的嘌呤量。

摄入适量的糖类

痛风患者每日宜摄入每千克体重4～5克，占总热量的50%～55%。热量的主要来源应以植物性食物为主，如面粉、米类，但不要过量，因为糖可增加尿酸的生成与排出。

摄入充足的维生素和碱性食物

膳食中的维生素一定要充足，许多蔬菜和水果是碱性食物，即能碱化尿液，又能供给丰富的维生素和矿物质。

大量饮水

液体量维持在每天 2000 毫升以上，最好能达到 3000 毫升，以保证尿量，促进尿酸的排出。但是要注意，肾功能不全时要注意摄水量。

避免饮酒

酒精易使体内乳酸沉积，抑制尿酸排泄，即使长期少量饮酒也可刺激嘌呤合成增加，尤其是大量喝酒时再吃肉禽类食物，会使嘌呤的摄入量加倍，易诱发痛风。啤酒最易导致痛风发作，应绝对禁止。

少吃刺激性调料

花椒、咖喱、胡椒、辣椒、芥末、生姜等调料均能兴奋自主神经，诱发痛风发作，应尽量少吃。

限制食盐摄入量

对合并高血压、心脏病、肾脏损害者应限制食盐的摄入量，每日不超过 6 克为宜，一般控制在 2~5 克。

少食火锅

少选动物内脏、虾贝类海鲜等火锅原料，且吃火锅时如果选择啤酒，则易摄入过高的嘌呤，切记不要喝火锅汤。偶尔吃火锅时，也要捞夹沥净汤汁。

严禁不吃或吃得太快

不能以减肥餐的方式来控制体重，以免因体重减轻过快造成细胞分解而将嘌呤释出，导致体内尿酸升高。此外，不规则的饮食会导致肥胖，对身体也会产生不良影响。

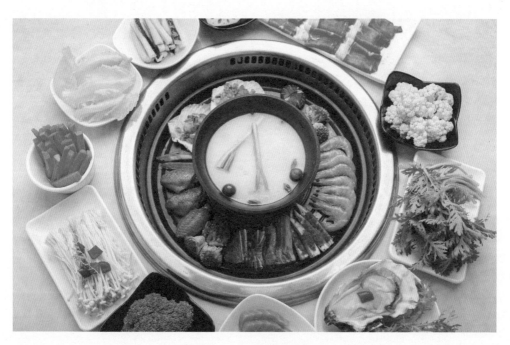

痛风急性期
和缓解期的饮食要点

痛风急性期的饮食要点

限制嘌呤的摄入量

痛风急性期应严格限制饮食中嘌呤的摄入量，食物中嘌呤含量应控制在每天 100~150 毫克以内。宜食用含嘌呤低的食物，包括大米、玉米面、面粉、牛奶、蛋类、蔬菜等。不宜食用动物的肝肾、心脑及鱼、虾、蟹、肉汤、肉馅等嘌呤含量高的食物。

控制热量的摄入量

痛风患者每日热量摄入根据病情而定，一般痛风患者饮食中所含总热量应比正常人低 10%~15%，休息时每日所需的热量按照每千克体重 84~105 千焦摄入，体力劳动时每日所需热量按照每千克体重 126~167 千焦摄入，对于肥胖或者超重的患者，需要采取低热量饮食，按照每千克体重 42~84 千焦摄入。

适当限制蛋白质与脂肪

痛风患者摄入蛋白质应以植物蛋白为主要来源，也可食用牛奶、鸡蛋。因脂肪可减少尿酸的排泄，应控制在每天 50 克左右。

多吃碱性食物

宜多吃水果、蔬菜等碱性食物，蔬菜、水果既富含各种维生素与矿物质，又可碱化尿液，有利于尿酸排泄。

补充充足的水分

急性期患者应大量饮水，并多饮果汁、矿泉水等饮料，食用含水分多的水果与食品。液体摄入量每天 2000 毫升以上，以保证尿量，促进尿酸排泄。但肾功能不全时宜适量减少水分的摄入。

禁止食用刺激性食物

急性期患者应限制辛辣刺激性调味品，如醋、葱、蒜、姜、花椒、辣椒等。酒易激发痛风性关节炎急性发作，要绝对忌用。

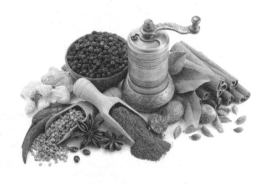

痛风缓解期的饮食要点

平衡膳食

痛风缓解期，可以恢复正常的平衡膳食，蔬菜、水果、主食、蛋奶类基本与正常人的饮食相同。

可选择低或中等嘌呤含量的食物

可适当放宽嘌呤的摄入量，禁用高嘌呤含量的食物，限量选用中等嘌呤含量的食物，自由选择含嘌呤量低的食物。

控制肉类和海鲜的摄入量

在痛风缓解期可适当摄入肉类和海鲜，但不仅在量上要控制，在种类上更要精挑细选，每日肉类和海鲜要控制在40~75 克，并选择嘌呤含量相对较低的食物（详见附录）。

控制体重

超重肥胖的痛风患者应逐渐减轻体重，适当控制热量，少吃高热量高脂食物，但不可操之过急，因为饥饿可诱发痛风急性发作。

多饮水

每天喝水 2000~3000 毫升，降低尿酸浓度，促进尿酸排泄，又可减少肾结石的形成。

戒酒

酒精具有抑制尿酸排泄的作用，长期少量饮酒还可刺激嘌呤合成增加。

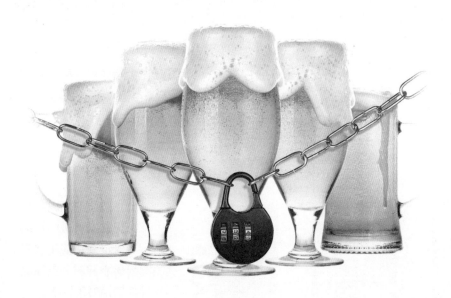

降尿酸，首先要养成多喝水的习惯

痛风患者为了使过多的尿酸排出，每天需要有2000毫升的尿量，这就要求每日要有2000~3000毫升的饮水量。

要养成饮水的习惯：每日坚持一定量的饮水；切忌平时少饮，渴时暴饮。

不要在饭前半小时内大量饮水，否则会冲淡消化液和胃酸，影响食欲。

不要在饱食后立即大量饮水，应在进食后45分钟左右再饮水。

饮水的最佳时间是两餐之间及晚间与清晨，晚间是指晚饭后45分钟至睡前一段时间，清晨是指起床至早饭前30分钟。

痛风患者应主动饮水，不要等到口渴明显时才想起饮水，因为口渴时体内已处于缺水状态，此时饮水不利于尿酸及时排出。

痛风患者可用淡茶水代替白开水，因为茶水有利尿作用，但需要注意的是不宜饮用大量浓茶，以免影响矿物质的吸收。

在夏季，也可多吃些西瓜，西瓜既可以补充水分，还可补充大量的钾离子，有助尿酸的排泄。

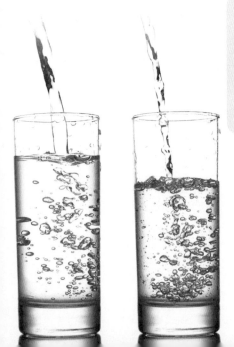

需要注意的是，痛风并发严重心功能不全及肾功能不全有显著水肿时，要在医生的指导下饮水。

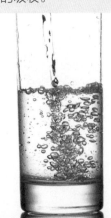

糖类每天的供给量占总热量的 50%~55%

米、面、谷类的主要成分均是糖类。糖类不仅可防止脂肪分解产生酮体，而且还能促进尿酸的排出，可作为痛风患者膳食中能量的主要来源。

糖类是热量最经济的来源

糖类是人体维持生命活动所需的全部热量中最经济的来源，不仅如此，它们还在人体中发挥着重要作用，如构成机体组织、参与细胞的多种活动、参与蛋白质和脂肪的代谢、节省蛋白质、保肝解毒等。因此，痛风患者要合理摄入糖类。

身体热量供应以糖类为主

蛋白质、脂肪、糖类是人体的主要热量来源。高蛋白和高脂肪对痛风而言是"同谋"，因此痛风患者为了减少痛风的发作，热量的提供者最好还是以糖类为主。痛风患者每日适宜摄入的糖类为每千克体重 4~5 克，占总热量的 50%~55%，最高可以达到 70%。不过如果患有糖尿病，则另当别论了。

生活中减少单糖和双糖摄入的妙招

1. 尽量不喝各种甜的碳酸饮料，偶尔喝一次可以。

2. 直接吃水果，市售果汁和榨的"原汁"应当控制在 1 杯以内。榨果蔬汁时尽量多放蔬菜，少放水果，避免自制果蔬汁含糖过多。

3. 乳酸菌饮料也要限量饮用，认真阅读食品标签上的糖类含量一项，尽量选择含量低的。

4. 如有每天喝一杯红糖水或蜂蜜水的习惯，就最好远离其他甜食、甜饮料，饼干、曲奇、巧克力之类最好不吃。

亲近低嘌呤，适量中嘌呤，远离高嘌呤

　　按食物嘌呤含量的高低，通常把食物分为高嘌呤、中嘌呤、低嘌呤三类，痛风患者的食用原则是低嘌呤食物可以放心食用，中嘌呤食物适量食用，高嘌呤食物避免食用。

低嘌呤类食物

　　每100克食物含嘌呤25毫克以下。

类别	具体食物
谷类	大米、小米、小麦、面条、玉米等
薯类	土豆、芋头、红薯等
水产类	海参、海蜇等
蔬菜类	白菜、芥蓝、甘蓝、芹菜、荠菜、韭黄、苦瓜、黄瓜、冬瓜、丝瓜、南瓜、茄子、胡萝卜、萝卜、青椒、洋葱、番茄、莴笋等
水果类	橙子、橘子、苹果、西瓜、葡萄、草莓、樱桃、菠萝、桃子、李子等
蛋奶类	鸡蛋、鸭蛋、牛奶等
其他类	苏打饼干、麦片、茶等

　　痛风患者应以低嘌呤食物为主，但需注意长期过度低嘌呤饮食会导致营养缺乏，因此也要吃些中嘌呤食物。

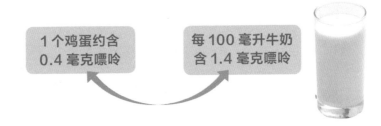

1个鸡蛋约含0.4毫克嘌呤

每100毫升牛奶含1.4毫克嘌呤

中嘌呤类食物

每 100 克食品中含嘌呤 25～150 毫克。

类别	具体食物
畜禽类	鸡肉、猪肉、鸭肉、牛肉、羊肉等
水产类	草鱼、鲤鱼、鲫鱼、大比目鱼、鲈鱼、对虾、螃蟹、鲍鱼、鱼丸、海带等
蔬菜类	油菜、韭菜、四季豆、豇豆、豌豆、笋干等
菌菇类	蘑菇、金针菇、银耳等
豆类及豆制品	绿豆、赤小豆、豆腐、豆干、豆浆等
干果类	花生仁、腰果、板栗、莲子、杏仁等

所有处于痛风缓解期的患者可从中选用一份动物性食物和一份蔬菜，但每次食用量不宜过多。

高嘌呤类食物

每 100 克食品中含嘌呤 150～1000 毫克。

类别	具体食物
畜肉类	动物内脏、各种肉汤等
水产类	沙丁鱼、凤尾鱼、鲭鱼、乌鱼、鲢鱼、带鱼、鲳鱼、蛤蜊、贻贝、干贝、鱼干等
其他	火锅汤、鸡精、酵母粉等

虽然从饮食中摄入的嘌呤只占体内总嘌呤的 20%，但高尿酸不仅会导致痛风，还会导致肾病，因此无论急性期还是缓解期，均应避免摄入高嘌呤食物。

蛋白质以植物蛋白为主，动物蛋白为辅

蛋白质经代谢后，会产生代谢废物尿酸和尿素氮等，所以，如果摄入蛋白质过多，体内尿酸的含量易偏高。痛风患者饮食应以植物蛋白为主，限制高蛋白质食物的摄入量，以减少体内尿酸的合成。

蛋白质摄入量控制在每日每千克体重 0.8~1.0 克

痛风患者摄入的蛋白质应以植物蛋白为主，每日每千克体重供给 0.8~1.0 克，小麦（面粉）和大米中一般都含有较多的植物蛋白。

蛋白质经代谢后，会产生代谢废物尿酸和尿素氮等，所以，如果摄入蛋白质过多，体内尿酸含量易偏高。痛风患者饮食应以植物蛋白为主，并限制高蛋白质食物的摄入量，以减少体内尿酸的合成。

有选择地摄入动物蛋白

为了均衡营养，痛风患者也可以适量摄入动物性优质蛋白（鸡蛋、牛奶、禽肉类等）。相对于海鲜及红肉，家禽及蛋类中嘌呤含量有限，对于血尿酸水平的影响较小，因此推荐痛风患者优先选择家禽及蛋类作为动物蛋白的主要来源。

像猪肉、牛肉、羊肉、兔肉、驴肉等"红肉"，痛风患者应限制摄入。研究表明，红肉摄入越多，血尿酸水平升高越显著，痛风的发病率越高。同时，大量吃红肉还可能诱发心脑血管疾病，尤其是冠心病。

蛋白质摄入的安排

1. 动植物食物、多种食物搭配。

2. 不可过多，蛋白质摄入推荐量应占总热量的 11%~15%。

3. 不可过少，即使痛风发作期也要保证每日最低蛋白质需要量的供给。

4. 具体来说，急性期主要以谷类、牛奶、蛋类为主；缓解期根据病情，在限量范围内，安排一些含嘌呤少量或中等量的食物，如禽、肉、鱼（煮过弃汤）及豆制品，避免吃炖肉或卤肉。

脂肪摄入总量以每天 50 克左右为宜

脂肪会阻碍肾脏排出尿酸，因此脂肪摄入量应控制在总热量的 20%～25%，每天摄入总量以 50 克左右为宜。

多用植物脂肪代替动物饱和脂肪

脂肪酸按照饱和程度，根据双键数量的多少，可分为饱和脂肪酸、单不饱和脂肪酸及多不饱和脂肪酸。对于痛风患者来说，应多用植物脂肪代替动物饱和脂肪。尤其是 ω-3 脂肪酸（属于多不饱和脂肪酸）对心脑血管系统具有保护作用，还能减少关节僵硬和关节疼痛，痛风患者应适当多摄入。

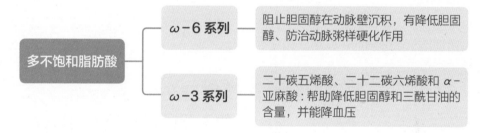

多不饱和脂肪酸 —— ω-6 系列 —— 阻止胆固醇在动脉壁沉积，有降低胆固醇、防治动脉粥样硬化作用

ω-3 系列 —— 二十碳五烯酸、二十二碳六烯酸和 α-亚麻酸：帮助降低胆固醇和三酰甘油的含量，并能降血压

摄入脂肪的主要方式

痛风患者要以植物油为主（如橄榄油、葵花子油、玉米油、花生油等），少吃动物脂肪。如果食用瘦肉、鸡肉、鸭肉等，应该煮沸后去汤食用，避免吃炖肉或卤肉。另外，禽类皮下组织中脂肪含量丰富，不建议患者过多摄入油炸、带皮的禽类食品。

植物油	油脂归类	适合烹调方法
花生油	各类脂肪酸较为均衡的油	炒、煎、煮、炖
香油	各类脂肪酸较为均衡的油	凉拌、煮
橄榄油	单不饱和脂肪酸较多的油	凉拌、轻炒、煮、炖
亚麻子油	ω-3 多不饱和脂肪酸的含量很高	凉拌、蒸
紫苏子油	ω-3 多不饱和脂肪酸的含量丰富	凉拌、蒸、轻炒

胆固醇
每天不超过 200 毫克

痛风本身就易发生血脂代谢异常，而升高的血尿酸、血脂又容易损伤血管内膜，使得胆固醇很容易进入血管内膜下沉积，发生动脉粥样硬化。这样，并发冠心病的危险就大大增加。因此，为了预防心脑血管并发症的发生，痛风患者每天摄入胆固醇的量应低于 200 毫克。

"好胆固醇"与"坏胆固醇"

胆固醇是人体细胞膜的重要组成成分，对维持人体细胞的正常功能和新陈代谢有着重要的作用。胆固醇可分为高密度脂蛋白胆固醇和低密度脂蛋白胆固醇两种。高密度脂蛋白胆固醇有保护心脑血管系统的作用，因此也叫"好胆固醇"。低密度脂蛋白胆固醇则对人体有害，因此也叫"坏胆固醇"。痛风患者应少吃富含"坏胆固醇"的食物。

"坏胆固"醇含量在 1500～2600 毫克的
食物（按每 100 克可食部计）

类别	具体食物
动物	猪脑 2571 毫克、羊脑 2004 毫克
蛋黄	鸡蛋黄 1510 毫克、鹅蛋黄 1696 毫克

"坏胆固"醇含量在 200～800 毫克的
食物（按每 100 克可食部计）

类别	具体食物
蛋类	鹅蛋 704 毫克、咸鸭蛋 647 毫克、松花蛋 608 毫克、鸡蛋 585 毫克、鸭蛋 565 毫克、鹌鹑蛋 515 毫克
肉类	鱿鱼 871 毫克、白水羊头肉 591 毫克、猪肝(卤煮)496 毫克、虾皮 428 毫克、鸡肝 356 毫克、猪肝 288 毫克、乌贼 226 毫克、扒鸡 211 毫克
油类	酥油 351 毫克、黄油 296 毫克

每天胆固醇的摄入量宜在 200 毫克以内

通常健康人每天胆固醇摄入量不超过 300 毫克，而有痛风、高血压、糖尿病、血脂异常以及其他心脑血管病的人，每天的摄入量最好不超过 200 毫克。

究竟这 200 毫克和 300 毫克有多少呢？其实很简单，一个鸡蛋的胆固醇含量约为 300 毫克，也就是说，每天一个鸡蛋足矣；200 毫克就是 2/3 个鸡蛋的胆固醇量。常见的食材中，胆固醇含量高的大都是一些动物的内脏，所以选择的时候要小心。

想放心吃肉，这三招要记住

医生及病友的告诫、"富贵病"这样的称号，都在无形中加深"痛风要少吃肉"的意识。但有的患者在控制饮食时，因为痛怕了，"少吃肉"往往就变成了"不吃肉"。事实上，只要把握以下几点，痛风患者是能放心吃肉的。

吃肉要回锅

痛风患者可以吃些"回锅肉"，因为嘌呤易溶于水，肉类经过第一遍水煮或焯水后，嘌呤多已溶解到汤汁中，而肉中本身的嘌呤含量则大为减少。也就是说，痛风患者吃肉时可以将肉先用水煮一遍，弃汤然后再进一步配菜烹调食用。但是，由于回锅肉仍属于高蛋白质、高热量食物，因此痛风患者在选择肉类时要尽量选择精瘦肉，并且仍然要控制用量。另外，避免吃卤肉或慢火炖肉。

吃肉认准白肉

建议痛风患者尽量选禽肉，次选红肉，有利于控制体重和血脂。午餐吃的肉，可选择鸡腿等精瘦肉，总量不超过一个鸡蛋大小。鱼虾含优质蛋白质，也可适当食用。

肉类的部位选择有讲究

相对于禁忌种类繁多的肉类而言，精瘦肉中所含的嘌呤相对较少，可以适当多吃一点。

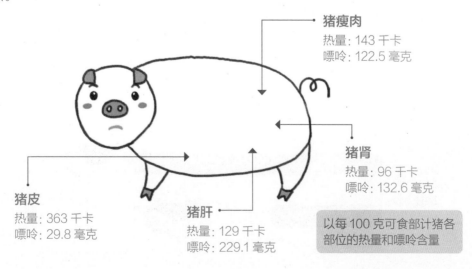

猪瘦肉
热量：143 千卡
嘌呤：122.5 毫克

猪肾
热量：96 千卡
嘌呤：132.6 毫克

猪皮
热量：363 千卡
嘌呤：29.8 毫克

猪肝
热量：129 千卡
嘌呤：229.1 毫克

以每 100 克可食部计猪各部位的热量和嘌呤含量

每天摄入 25～30 克膳食纤维

　　胰岛素敏感性降低不仅会造成糖尿病，还是导致原发性高尿酸血症的主要原因之一。由于胰岛素敏感性降低，体内胰岛素水平增高，导致肾小管重吸收尿酸增加，造成尿酸排泄障碍，最终导致血尿酸增高。而膳食纤维可提高胰岛素受体的敏感性，提高胰岛素的利用率。所以，痛风患者有必要补充膳食纤维。

痛风患者每天摄入 25～30 克膳食纤维

　　痛风患者每天摄入 25～30 克膳食纤维即可。我国居民的膳食纤维摄入量一般不足，需要有意识地多食富含膳食纤维的食物。

　　膳食纤维主要存在于全谷（如糙米、小米、黑米、燕麦片、全麦粉等）、杂粮（如大豆、赤小豆、绿豆、黑豆、芸豆、豌豆等）、蔬菜（如芹菜、生菜、芥菜、四季豆、牛蒡、胡萝卜等）、水果（如樱桃、紫葡萄、带皮苹果、草莓、柚子等）等食物中。另外，薯类和海藻类食物也含有膳食纤维，如土豆、白薯和裙带菜等。因此，痛风患者每天都要保证全谷杂粮的摄入量。

哪些粗杂粮含嘌呤高

　　主食在人的三餐中所含比重很大，而有些粗杂粮含有较高的嘌呤，所以在食用时要特别注意，以免一不小心，尿酸就升高了。

　　粗面粉、荞麦、杂豆（如赤小豆、绿豆、扁豆、芸豆、蚕豆）含嘌呤相对较多，痛风患者平时要限量摄入这些粗杂粮。不过也有一些粗杂粮的嘌呤含量较低，如小米、玉米、薏米、高粱米、小麦等，痛风患者可以有选择性地食用。

痛风患者
粗细粮搭
配比例

细粮 70%：精米、精面等

粗粮 30%：小米、玉米、薏米

简单判断膳食纤维的摄入量

1 斤蔬菜 =10 克膳食纤维

精米面中添加 30% 的全谷和杂粮 +1 斤蔬菜 +1 斤水果 ≈ 30 克膳食纤维

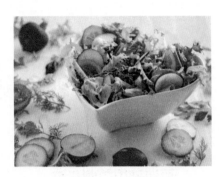

250 克水果 =5 克膳食纤维

如何在饮食中科学摄入膳食纤维

1. 谷薯杂豆类食物的品种数平均每天 3 种以上，但痛风患者不宜多吃豆类，建议多选用高粱、小麦、玉米、小米、薏米等。《美国饮食指南》建议人们每天至少吃 3 份全谷物食品，《中国居民膳食指南 2016》建议一日三餐中至少一餐全谷物类。

2. 薯类比精制谷物的营养价值高，因此，中国营养学会《中国居民膳食指南 2016》推荐，每日吃 50~100 克薯类（代替部分精制谷物）。如土豆、红薯、芋头、山药等薯类含糖类和膳食纤维较高，吃了就要相应减少主食的量。

3. 多食一些蔬菜。一日三餐的副菜和汤中，多加入一些根菜类蔬菜，也可选用一些可生吃的蔬菜作为加餐，如番茄、黄瓜、生菜等。虽然不建议吃过多的水果，但适量吃一些还是没问题的。一般每天水果的量在 200~250 克都是正常的。应注意选择不太甜的水果，这类水果中果糖的含量会低些。

这样摄入降尿酸更有效

1. 膳食纤维在一定程度上阻碍了钙、铁、锌等元素的吸收，在补充膳食纤维的同时，还应适量多吃些富含钙、铁、锌的食物，能防止矿物质的缺乏。

2. 每日膳食纤维的摄入量最好不要超过建议摄取量，不然会造成腹胀、消化不良等，对蛋白质的消化吸收也不利。

用烹调小窍门
减少食物中的嘌呤含量

合理的烹调技巧能够去除或减少食物中的嘌呤成分，使痛风患者所吃的食物品种多样化。

合理选用烹调方法

最适合痛风患者的烹调方法是：蒸、煮、炖、凉拌。

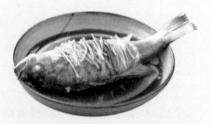

鱼应该以清蒸为好，因为烹调温度较低，能很好地保证鱼肉中的蛋白质和脂肪不被破坏。

善用调味品

痛风合并高血压患者要限制盐的摄入量而使菜肴口味清淡。如果觉得口味太淡，可用苹果醋、柠檬汁来调味，既可以减盐，又可以让味道更好。

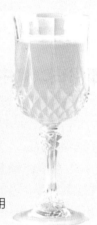

痛风患者可多用柠檬汁来调味。

鱼肉汆水后再烹调

痛风患者在食用鱼肉时可先用沸水汆过后再烹调，这样能减少食物中的嘌呤含量，同时也可减少热量的摄入。比如，烹煮肉类食物时，可先稍微煮一下除去汤汁，再重新加水煮汤或红烧，可去掉一定含量的嘌呤。因为嘌呤为水溶性物质，在高温下更易溶出。

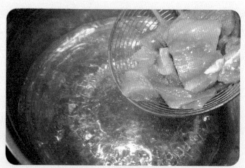

因为嘌呤易溶于水，所以肉类经过焯水后嘌呤多已溶解到沸水中，而肉中本身的嘌呤含量则大为减少。

用肉汤炖蔬菜

烹调前去掉皮、肥肉等，烹调后滤净油分。

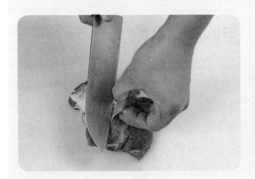

剔除附在禽、畜肉上的脂肪。

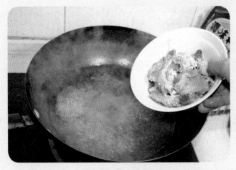

鸡在烹制前，需要用热水汆一下，使部分表面脂肪油及嘌呤浸出，这样既能使鸡皮光滑不破裂，又能去掉鸡肉的腥味。

用烤箱去除多余油脂

烤箱不但能烤出香喷喷的食物，还能去除食物中多余的油脂，降低食物的热量。用烤箱烤鱼或肉时在盘底铺上锡箔纸，可以将附着在纸表面上的嘌呤和油去掉，从而降低食物中的嘌呤含量和热量。

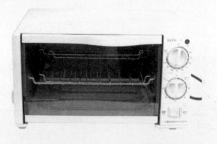

先将食物调好味，再用锡箔纸包好，放入烤箱中做熟。这种焗烤的食物不用担心致癌物。

多用微波炉和不粘锅烹调

痛风患者用微波炉或不粘锅烹调可避免因使用油而造成的热量过多，同时也减少了维生素的损失。对痛风患者而言，微波炉和不粘锅是合理烹饪不可缺少的厨具。

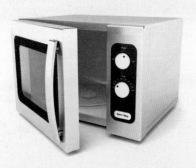

使用微波炉可避免因使用油而造成的热量过多，同时也减少了维生素的流失。

用豆制品替代一部分鱼肉

如果三餐中没有肉，或者正处在特殊时期暂时不能吃肉（如痛风急性期患者），可用豆制品来代替，以提供优质蛋白质。

植物性蛋白质能降尿酸

研究发现，植物性蛋白质有降低发生高尿酸血症危险的趋势。测定表明，在豆类食物中，嘌呤含量从高到低依次为：大豆、五香豆腐干、豆皮、油豆腐、豆腐干、素鸡。

大豆属于嘌呤含量比较高的食物，但在大豆制作成豆腐、豆腐干、素鸡的过程中大量嘌呤会随之而流失，所以，豆制品中的嘌呤含量反而相对较少。

建议痛风患者选择豆制品的顺序是：豆浆→豆腐→豆腐干→整粒豆，摄入量也应按顺序逐渐减少。

豆制品怎么吃

建议痛风患者适量吃豆制品，是替代鱼肉蛋类食品，蛋白质和嘌呤总量不能增加，不能在吃鱼肉蛋之外再加豆制品。比如，在痛风缓解期喝一杯豆浆是没有问题的，但是要注意在喝豆浆的同时，相应减少鱼、肉、蛋的摄入量。

注意，如果早上喝豆浆，其他豆制品食用量还要略减。另外，少吃仿肉豆制品，不吃油炸、卤制等豆制品小零食。

豆制品应吃多少

《中国居民膳食指南（2016）》建议每人每日摄入 30~50 克大豆或相当量的豆制品，而痛风患者的食用大豆量建议限制在每日 30 克之内。

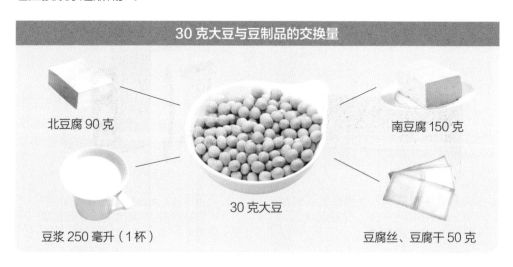

30 克大豆与豆制品的交换量

北豆腐 90 克

南豆腐 150 克

30 克大豆

豆浆 250 毫升（1 杯）

豆腐丝、豆腐干 50 克

高盐阻碍尿酸排泄，学会控制盐的摄入量

当血液中尿酸浓度超过尿酸盐的溶解度时，就有可能导致尿酸盐的针状结晶沉淀于关节、肌腱、韧带、肾锥体等组织，从而引发痛风急性炎症反应。食盐中的钠有促使尿酸沉淀的作用，所以，痛风患者应限制食盐的摄入量。

小心 4 类"隐形盐"

快餐

很多人喜欢吃鸡翅、比萨饼、薯条等快餐食物。这些都是高盐食物。快餐之所以含盐量高，是因为有各种高盐作料。

甜品

甜品暗藏高盐，奶酪、糕点成胚后储存发酵前，表面是要抹上一层盐的，这是发酵和储存的必备工序。

熟食

我们爱吃的熟食，如香肠、熏肉、火腿、午餐肉、腊肉等，它们虽然吃起来简单方便，却含有大量的盐。南方人最爱吃的腊肉，每25克就含5克盐。

调味品

我们一般习惯利用味精、番茄酱、蚝油、酱油、甜面酱等调味品来增加菜肴的美味。但是，这些调味品也都是含盐大户，总是让我们在享受美味的同时损害了健康。根据《中国食物成分表》，3克味精和6~10克酱油的含钠量与1克盐相当。黄酱和豆瓣酱等的含盐量跟酱油大体相当。因此，烹调中加了含钠的调味料时，就要少放盐。

营养成分表

每份食用量：30克

项目	每份	营养素参考值%
能量	662千焦	8%
蛋白质	1.7克	3%
脂肪	9.6克	16%
一饱和脂肪酸	4.8克	24%
碳水化合物	15.9克	5%
一糖	0.4克	
膳食纤维	1.0克	4%
钠	154毫克	8%

购买包装食品时应注意食品的钠含量，一般而言，钠超过30%NRV（营养素参考数值）的食品需要注意少购少吃。

减少摄入盐的技巧

学习量化

使用限盐勺罐，逐渐减少每日用盐量。如专用的"盐勺"，1勺盐大致是2克。每人每天6克即可，即3勺，每人每餐1勺即可。使用专用"盐勺"长期坚持，是可以把口味变淡的，但是这个过程需要慢慢形成习惯。

多吃新鲜的天然食物

多采用拌、蒸、煮等烹饪方式，尽可能保留食材的天然味道，要少吃或者不吃加工过的食品。另外，尽量不吃隔夜的饭菜。

后放盐

烹饪时，不要先放盐，而是在起锅前将盐撒在食物上，这样盐附着在食物的表面上，能使人感觉到明显的咸味，又不至于过量。

适量肉类

肉类烹饪时吸盐或酱油较多，限制食用能减少盐的摄入量。

用咸味重的食物代替盐

酱油里边也隐藏着盐分，在使用的时候要注意用量，并同时减少食盐的用量。同理，烹饪中可以选择加入豆瓣酱、番茄酱来代替盐，这也是减少食盐摄入的一个好办法。

加入果仁碎

做拌菜的时候，可以适当撒入一些芝麻、核桃碎、花生碎等果仁，可以增加风味，缓解少盐的清淡。

警惕食物中隐含的盐

食物	含钠量
味精	8160
酱油	2706
香肠	2309
方便面	1144
海虾	302
蟹肉	270
茴香	186
油菜	98.8
空心菜	94.3
大白菜	89.3

注：每100克可食部含量，单位：毫克。
400毫克钠=1克盐

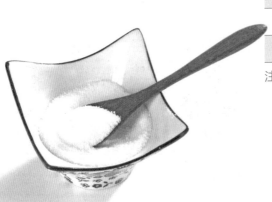

多吃高钾食物，促进尿酸排泄

大家或许知道，高钾膳食可降低血压，"限盐补钾"已成为防治高血压的基础措施。那痛风患者吃高钾食物又有什么意义呢？研究发现，钾质可减少尿酸沉淀，有助于将尿酸排出。所以，痛风患者可多吃高钾食物。

钾对保持人体酸碱平衡起着重要的作用

人体内的矿物质中，钾的含量仅次于钙元素和磷元素，位居第三位。它是人体内电解质的主要成分之一，在维持细胞内外渗透压及酸碱平衡中起重要作用，是保持酸碱平衡、维持神经和肌肉兴奋性不可缺少的元素。

多吃富含钾的食物可以减少血中尿酸量

钾对于预防痛风和高尿酸血症很重要：可以减少尿酸在体内的沉淀，有助于排出尿酸。早期痛风患者多摄入富含钾的食物，有助于改善病情。

很多蔬菜和水果都含有较多的钾。摄入高钾的果蔬可以为身体提供较多的钾，这些钾在排泄过程中可使尿液在一定程度上偏碱性，从而减少尿液中尿酸的结晶，促进尿酸的排出，防止形成尿酸性泌尿系统结石。

富含钾食物明星榜

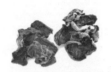

干木耳 757 毫克　　土豆 342 毫克

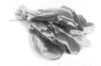

菠菜 311 毫克　　空心菜 243 毫克

苦瓜 256 毫克　　香蕉 256 毫克

（每 100 克可食部含量）

日常饮食补钾须知

1. 在日常饮食中，钾和钠的摄入量以 2 : 1 为宜。

2. 果汁中一般虽然含钾较高，但同时单糖、双糖类特别是果糖的含量也较高，所以仍然不建议多喝果汁，也包括鲜榨果汁。

3. 高血压患者在补钾前最好先检查自己的肾功能和血钾，肾功能不全时，其钾的排出较慢，故应慎用钾盐。

多吃富含维生素 C 的蔬果，碱化尿液

研究发现，维生素 C 能降低血液中的尿酸水平，所以多从食物中摄取维生素 C，可降低发生痛风的风险。尤其是多吃富含维生素 C 的蔬菜和水果能碱化尿液，促进体内尿酸盐的溶解和清除。

深绿色蔬菜要占到一半

各类蔬菜中，深绿色蔬菜含维生素 C 丰富，对于痛风患者来说，深绿色蔬菜应当在总蔬菜消费中占一半。

水果在两餐间吃

建议在两顿饭之间，选择 2~3 种新鲜水果切成块，作为加餐吃最好。

蔬果组合配比

只要平时常吃常换蔬果，且平均每天种类数在 4 种以上，并进行科学配比和加工，就很容易满足全天维生素的摄入了。

凉拌、拼冷盆能很好地保存食物中的维生素 C。将新鲜蔬果洗净用开水稍烫后铺在大盘子里，再配置一些蘸料就可以了。这种做法极大限度地保存了蔬果的原有营养素及防癌天然活性物质的成分。

富含维生素 C 食物明星榜

芥蓝 76 毫克

芥菜 72 毫克

红柿子椒 72 毫克

猕猴桃 62 毫克

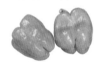
青椒 62 毫克

苦瓜 56 毫克

（每 100 克可食部含量）

这样摄入维生素 C 降尿酸更有效

1. 蔬菜水果贮存越久，维生素 C 损失越多，因此，最好吃新鲜的应季果蔬。

2. 烹制蔬菜时宜大火快炒，而后盖紧锅盖稍焖，以减少高温和氧气对维生素 C 的破坏。

3. 痛风患者在食用番茄、青椒等富含维生素 C 的食物时，可以搭配富含维生素 E 的食物（如鸡蛋）一同吃，能相互促进吸收。

痛风饮食避开九大误区

痛风患者最关心的话题是"如何饮食"，合理饮食有利于痛风的治疗和控制痛风急性发作，陷入饮食误区则会使病情加重。痛风患者要注意别陷入以下几大饮食误区。

误区一
不需要控制总能量的摄入

有些痛风患者认为痛风的饮食原则就是要尽量少吃嘌呤含量高的食物，对每日总能量的摄入没有特别要求。其实体重指数是与高尿酸血症呈正相关的，因此对于肥胖或超重的痛风患者，除了限制嘌呤含量高的食物以外，更应控制每日总能量的摄入。

误区二
吃得越少越好

很多痛风患者都知道暴饮暴食可诱发痛风，因此采取节食的方法预防痛风的发作。这种方法不仅不能预防痛风，还会诱发痛风性关节炎的急性发作。因为当外源摄取的热量不足时，机体只能通过燃烧体内原有的脂肪来获取热量，而这时脂肪代谢所产生的大量酮体容易阻止尿酸从肾小管排泄，从而导致血尿酸水平增高，诱发痛风性关节炎急性发作。

误区三
最好多吃粗粮

粗粮富含膳食纤维，而多数痛风患者伴有代谢综合征，常食用膳食纤维可改善代谢综合征，进而改善整体代谢情况。但是，谷物糙皮中嘌呤含量相对较多，过多食入会引起血尿酸升高。因此痛风患者的主食应以细粮为主，可选择性地摄入嘌呤含量低的粗粮，如小米和玉米等。

误区四
多吃豆制品

豆制品为中等嘌呤含量的食物，食用过多同样会升高尿酸。痛风患者选择豆类及豆制品的顺序是：豆腐→豆干→豆浆→整粒豆，摄入量也应按顺序逐渐减少至不吃。

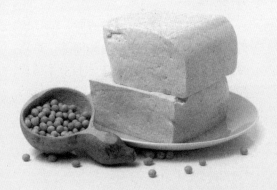

误区五
缓解期也严格限制嘌呤

过于严格控制嘌呤，容易引起"二次痛风"。"二次痛风"是指过于严格控制嘌呤时，造成体内尿酸急剧下降，使得 A 关节壁上的尿酸盐大量被释放到血液中，随血液涌入关节 B 中，引发又一次痛风发作。在痛风缓解期可以少量摄入含嘌呤中等的食物。

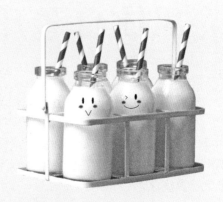

误区六
最好吃素食

肉类是人体蛋白质的主要来源，肉类摄入过少，会导致营养不良和机体抵抗力下降。痛风患者每天摄入蛋白质要符合三个原则：①均衡搭配原则，即动植物食物、多种食物搭配；②不过多原则，蛋白质摄入量应占总能量的 11%~15%；③不过少原则，即使在痛风发作期也要保证每日最低蛋白质需要量的供给。

误区七
禁食海鲜

一般海鲜含有较高的嘌呤，但是也有嘌呤含量低的，如海蜇和海参，其嘌呤含量分别是每 100 克中只有 9.3 毫克和 4.2 毫克。所以，这些嘌呤含量低的海产品，痛风患者完全可以吃。

误区八
大量喝牛奶、矿泉水

痛风患者肝肾代谢不好，很容易并发结石，所以痛风饮食禁忌中应该避免食用可能会导致肾结石的食品。保证每天必需的钙摄入是正确的，可是为了追求碱性食品而大量喝牛奶和矿泉水容易形成肾结石、胆结石、尿路结石。

误区九
痛风患者不能服用维生素 C

维生素 C 味道很酸，因而很多人认为维生素 C 是酸性物质。其实维生素 C 只是在味道上有酸味，代谢后并不产生酸性产物。而且维生素 C 还能促进组织内沉着的尿酸盐溶解，有利于尿酸的排泄，防止结石的形成。但是在痛风急性期服用秋水仙碱治疗时应避免服用维生素 C，以免降低药效。

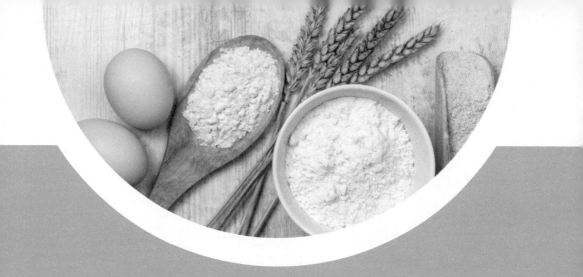

第二章

痛风患者的
日常饮食宜忌

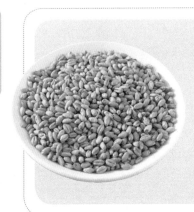

谷薯类

小麦

低嘌呤精制面食，适合痛风患者

嘌呤含量　低

热量　1326 千焦（以每 100 克可食部计）

推荐用量　每天宜吃 100 克

哪个季节吃最有营养　夏季

抗痛风原理

小麦中含有蛋白质、脂肪、糖类、多种维生素，属碱性食物。通常，小麦精面粉中嘌呤的含量较低，适合痛风患者经常食用。

健康吃法

小麦蛋白质含量较高，但赖氨酸较为缺乏，最好同时搭配含赖氨酸较高的食物一起食用。

食用宜忌

✔ 老少皆宜，更年期妇女宜食用浮小麦。

✘ 小麦含糖量较高，伴有糖尿病的患者应适当控制。

宜食时期

痛风急性期和缓解期均可食用。

痛风优势营养素（每 100 克可食部）

营养成分	含量	功效
维生素 B_2	0.1 毫克	预防口腔溃疡
维生素 E	1.82 毫克	抗衰防老
烟酸	4.0 毫克	促进血液循环，降血压
磷	325 毫克	维护骨骼健康和神经系统功能，调整血压
钙	188 毫克	维持正常免疫力与血管弹性

中、低嘌呤食物巧搭配

菜名	食物搭配	嘌呤含量
牛肉胡萝卜包子	小麦面粉 50 克，牛肉末 25 克，胡萝卜末 100 克	35.9 毫克 中
玉米小麦面发糕	玉米面 25 克，小麦面粉 50 克	8.4 毫克 低
鲜肉包子	小麦面粉 75 克，牛肉末 50 克	50.9 毫克 中

痛风食疗方

韭菜鸡蛋包子

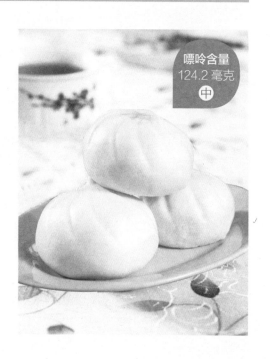

嘌呤含量
124.2 毫克
中

材料 小麦面粉 200 克，鸡蛋 1 个，韭菜 200 克。

调料 葱、姜、酱油、盐、味精各适量。

做法

1. 小麦面粉加水和成软硬适度的面团，稍醒；鸡蛋摊成饼切碎，韭菜剁馅。

2. 将鸡蛋和韭菜加各种调料混合做成包子馅，醒后的面团做成剂子，擀皮并包馅。

3. 蒸笼蒸 20 分钟即可食用。

健康 / 烹饪提示 韭菜和鸡蛋混炒，有补肾、行气、止痛的作用，对阳痿、尿频、肾虚及胃病等有一定辅助疗效。

小麦红枣粥

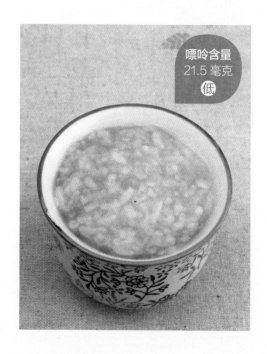

嘌呤含量
21.5 毫克
低

材料 小麦 50 克，粳米 80 克，红枣 3 颗，桂圆肉 10 克。

做法

1. 将小麦淘洗净，用水浸泡 2 小时；粳米、红枣洗净，切成碎末；桂圆肉切成小块。

2. 将泡好的小麦、粳米、红枣碎和桂圆肉放入锅中，加适量水煮熟即可食用。

健康 / 烹饪提示 肠胃不好的人食用红枣时，可先将枣皮去掉再食用。

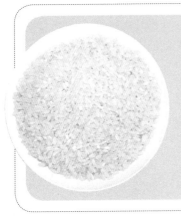

大米

糖类的主要来源

嘌呤含量 低

热量 1448 千焦（以每 100 克可食部计）

推荐用量 每天宜吃 75 克

哪个季节吃最有营养 秋季

抗痛风原理

大米也叫粳米，含有大量淀粉、脂肪、优质蛋白以及丰富的维生素等，且所含的氨基酸较全，易吸收。短时间内，其所含的脂肪和糖类就可提供较多热量，因此，精制的大米适合痛风患者日常食用。

健康吃法

做大米粥时，加碱会使维生素 B_1 大量流失，使营养价值大打折扣。因此，千万不要放碱。

食用宜忌

✔ 大米煮粥时，上面有一层米油，是补益上品，也适合痛风患者食用。

✔ 做米饭时，用"蒸"好于"捞"，可保存所含的维生素。

宜食时期

痛风急性期和缓解期都可食用。

痛风优势营养素（每 100 克可食部）		
营养成分	含量	功效
维生素 B_1	0.11 毫克	预防脚气病
镁	34 毫克	维护骨骼健康和神经系统功能，调整血压
铜	0.3 毫克	协助骨、血红蛋白及红细胞形成

中、低嘌呤食物巧搭配

菜名	食物搭配	嘌呤含量
花生大米粥	花生仁 25 克，大米 100 克	42.2 毫克 中
黑芝麻大米粥	黑芝麻 25 克，大米 100 克	35.5 毫克 中

痛风食疗方

二米饭

材料 大米 100 克,小米 30 克。

做法

1. 把大米、小米淘净。
2. 在电饭锅中加入适量清水,放入大米和小米,按下煮饭键,跳键后不要打开盖,再焖一小会儿更佳。

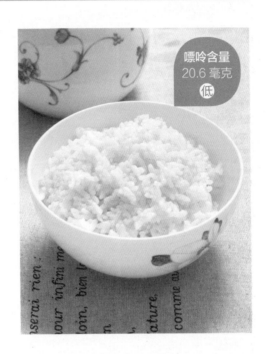

嘌呤含量
20.6 毫克
低

健康 / 烹饪提示 食用时最好与大豆或肉类食物混合食用,防止赖氨酸的摄取缺乏。

大米冬瓜粥

材料 大米 50 克,冬瓜 20 克。
调料 姜 3 克。

做法

1. 大米用水浸泡 2 小时,姜切丝;冬瓜洗净去子,将瓤肉及外皮切成合适大小的块。
2. 将泡好的大米加适量开水,大火煮沸。
3. 放入冬瓜块,转中小火炖煮至熟软,加入姜丝即可。

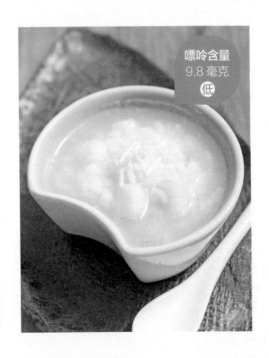

嘌呤含量
9.8 毫克
低

健康 / 烹饪提示 煮大米时加入适量牛奶,可生津润肠。

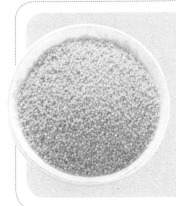

小米

利于体内水液代谢

嘌呤含量 低
热量 1948 千焦（以每 100 克可食部计）
推荐用量 每天宜吃 50 克
哪个季节吃最有营养 秋季

抗痛风原理

小米中含有丰富的营养素，在人体中的消化吸收率较高，可为人体补充充足的糖类。此外，小米还是高钾低钠的食品，有利于体内水液代谢，且属于低嘌呤食品，适合痛风患者日常食用。

健康吃法

煮小米粥时熬得稍微稠一些，更有利于营养吸收。

食用宜忌

✔ 睡眠不好的痛风患者晚餐可喝些小米粥，有安眠的作用。

✘ 洗小米时不要淘洗次数太多或用力搓洗，以免外层的营养素流失。

宜食时期

痛风急性期和缓解期均可食用。

痛风优势营养素（每 100 克可食部）		
营养成分	含量	功效
维生素 B$_1$	0.33 微克	预防、缓解消化不良及口角炎
维生素 E	3.63 毫克	抗衰防老，美容养颜
钾	264 毫克	利尿、降压
镁	107 毫克	保护心脑血管
铁	5.1 毫克	预防缺铁性贫血

中、低嘌呤食物巧搭配

菜名	食物搭配	嘌呤含量
香菜小米粥	小米 100 克，香菜 20 克	11.3 毫克 低
小米面发糕	小米面 100 克，大豆面 50 克	65.6 毫克 中
小米红薯粥	红薯 100 克，小米 50 克，大米 20 克	7.6 毫克 低

痛风食疗方

小米红枣粥

材料　小米 100 克，红枣 20 克，大米
　　　　25 克。

调料　红糖 10 克。

做法

1. 小米和大米分别淘洗干净；红枣洗净，
　去核。

2. 锅置火上，放入小米、大米、红枣，
　加入足量的清水，大火烧开后转小火
　煮至小米粒和大米粒开花、红枣肉软
　烂后放入红糖，再熬煮几分钟即可。

健康 / 烹饪提示　煮小米粥时不宜加
碱，以免造成营养成分的流失。

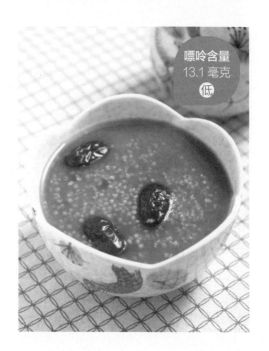

嘌呤含量
13.1 毫克
低

鸡蓉小米羹

材料　小米 50 克，鸡胸肉 100 克，鸡蛋
　　　　1 个。

调料　葱末、鸡汤、盐、淀粉、胡椒粉、
　　　　水淀粉各适量。

做法

1. 小米淘洗干净；鸡胸肉洗净切小粒，
　加鸡蛋清和淀粉搅拌均匀，静置 10
　分钟。

2. 锅置火上，倒油烧至七成热，炒香葱
　末，倒入鸡汤和小米大火烧开，转小
　火煮至九成熟，下入鸡肉煮熟，加盐
　和胡椒粉，用水淀粉勾芡即可。

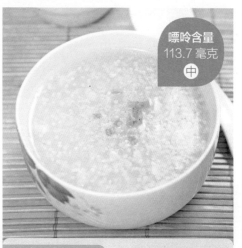

嘌呤含量
113.7 毫克
中

健康 / 烹饪提示　小米粥的表面漂浮
的油膏状物质对虚寒体质的人有调养
作用，不可丢弃。

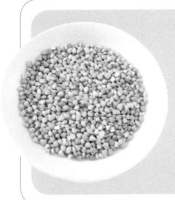

荞麦

碱化尿液，扩张血管

嘌呤含量 低

热量 1356 千焦（以每 100 克可食部计）

推荐用量 每天宜吃 60 克

哪个季节吃最有营养 冬季

抗痛风原理

荞麦中含有丰富的镁元素、维生素 E 及芸香苷，有助于促进体内纤维蛋白的溶解，扩张血管，从而抑制血块的凝结；还可以降低血脂以及血清胆固醇。含有丰富的钾，可以维持体内水分平衡、酸碱平衡及维持适当的渗透压，促进尿酸的排解。

健康吃法

荞麦味甘、微酸，性寒凉，能够降气宽肠，将体内垃圾排出。荞麦的吃法有很多种，如荞麦饭、荞麦粥、荞麦面等，其中，荞麦面条口感最佳，最受人们的欢迎。由于荞麦没有延展性和弹性，在荞麦面粉中加 20%～30% 的小麦面粉，可增加其弹性。

食用宜忌

✔ 荞麦的米质较硬，直接煮不易做熟，烹调前宜先浸泡数小时。

✘ 荞麦性味甘凉，脾胃虚寒者慎用。

宜食时期

痛风缓解期可食用。

痛风优势营养素（每 100 克可食部）

营养成分	含量	功效
芸香苷	6%～7%	软化血管，保护视力
钾	401 毫克	利尿、降压
镁	258 毫克	扩张血管，防止血栓形成
磷	297 毫克	维护骨骼健康和神经系统功能，调整血压

中、低嘌呤食物巧搭配

菜名	食物搭配	嘌呤含量
荞麦赤豆粥	荞麦仁 100 克，赤小豆 50 克	56.6 毫克 中

痛风食疗方

荞麦芹菜饼

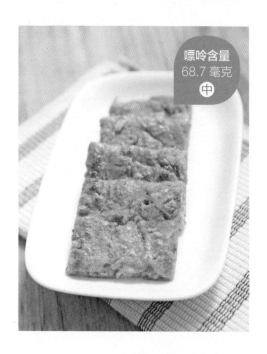

嘌呤含量
68.7 毫克
中

材料　荞麦面粉 200 克，芹菜 100 克。

调料　盐、味精、胡椒粉各适量。

做法

1. 荞麦面粉用水拌成糊状；芹菜洗净、切碎。

2. 把切碎的芹菜放入荞麦面糊中，放入准备好的调料拌匀。

3. 锅中放油，待热后放入荞麦面糊，摊平并适时翻动，至两面焦黄香熟即可。

健康 / 烹饪提示　用荞麦粉和面的时候加入一些细粮，可弥补荞麦粉延展性和弹性差的缺点，营养也会更均衡。

牛奶荞麦饮

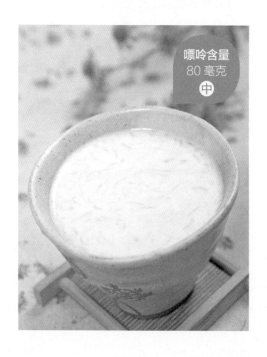

嘌呤含量
80 毫克
中

材料　荞麦 100 克，牛奶 1 袋，鸡蛋 1 个。

做法

1. 荞麦洗净，烘干，放入锅中炒；至香脆后研末，放入碗中。

2. 将鸡蛋打入碗内，用开水冲泡，搅匀。

3. 将牛奶调入碗中，与荞麦和鸡蛋一起搅匀即可。

健康 / 烹饪提示　荞麦最好隔几天吃一次，以免发生消化不良。

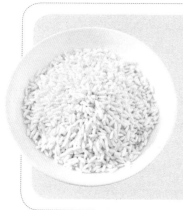

糯米 缓解痛风症状

嘌呤含量 低

热量 1456 千焦（以每100 克可食部计）

推荐用量 每天宜吃 50 克

哪个季节吃最有营养 冬季

抗痛风原理

糯米有补中益气、健胃补肾的作用，且嘌呤含量低，可缓解痛风症状，适合痛风患者经常食用，可强身健体。

健康吃法

煮糯米粥时，不要用冷的自来水煮，因为水中的氯会破坏糯米中的维生素，如维生素 B_1。因此，最好用开水煮食。

食用宜忌

◆ 莲子和糯米搭配可强健骨骼及牙齿，滋养脾肺。

✗ 由于糯米发黏，难消化，故婴幼儿、老年人、病后消化力弱者慎食。

宜食时期

痛风急性期和缓解期都可食用。

痛风优势营养素（每100 克可食部）

营养成分	含量	功效
维生素 B_1	0.11 毫克	预防脚气病
维生素 E	1.29 毫克	防老抗衰，美容养颜
叶酸	7.0 毫克	防止贫血
镁	49.0 毫克	防治心脑血管病
锰	1.54 毫克	维持神经核免疫系统，稳定血糖

中、低嘌呤食物巧搭配

菜名	食物搭配	嘌呤含量
糯米紫薯糕	糯米 100 克，紫薯 50 克	19.5 毫克 低
莲子糯米粥	莲子 20 克，糯米 50 克	17.0 毫克 低

痛风食疗方

红枣莲子糯米粥

材料 莲子 20 克，糯米 100 克，红枣 6 颗。

调料 白糖少许。

做法

1. 莲子去皮、去心，洗净；糯米洗净后，浸泡半小时；红枣洗净、去核，备用。

2. 锅中加水，烧开，放入备好的材料。

3. 用小火熬煮成粥，加入白糖即可。

健康 / 烹饪提示 糯米制品冷藏最好不超过 3 天，黏丝出现表示不宜再食用，否则会对身体产生不良影响。

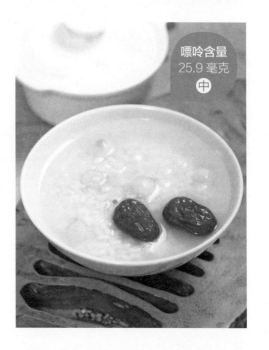

嘌呤含量
25.9 毫克
中

枸杞糯米饭

材料 大米 50 克，糯米 30 克，枸杞子 10 克。

做法

1. 大米和糯米分别淘洗干净，糯米浸泡 2 小时；枸杞子洗净。

2. 把大米、糯米和枸杞子倒入电饭锅中，加适量清水，盖严锅盖，蒸至电饭锅提示米饭蒸熟即可。

健康 / 烹饪提示 按钮跳起，再焖 10 分钟左右，糯米饭更好吃；水的用量，按自己喜欢吃米饭的软硬来放。

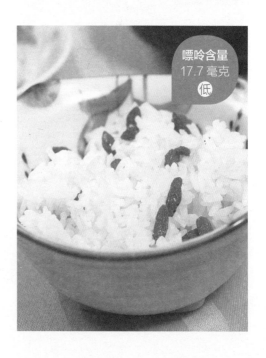

嘌呤含量
17.7 毫克
低

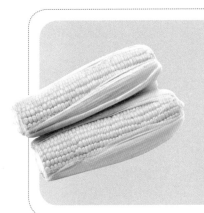

玉米

利尿消肿，避免尿酸在体内沉积

嘌呤含量 低

热量 1427 千焦（以每 100 克可食部计）

推荐用量 每天宜吃 70 克

哪个季节吃最有营养 秋季（9 月份）

抗痛风原理

《本草推陈》中记载，玉米"为健胃剂，煎服亦有利尿之功"。中医认为，玉米有利尿除湿的作用，可促进尿酸排出，避免尿酸在体内沉积，防止痛风。

健康吃法

蒸煮玉米可最大限度地激发其抗氧化剂的活性，更有利于人体吸收。

食用宜忌

✔ 玉米含有的蛋白质中缺乏色氨酸，与富含色氨酸的豆类搭配食用，可弥补这一缺陷。

✘ 痛风合并糖尿病的患者，应尽量少吃甜玉米和糯玉米。

宜食时期

痛风缓解期可适量食用。

痛风优势营养素（每 100 克可食部）		
营养成分	含量	功效
维生素 A	63.0 微克视黄醇当量	增强免疫力，保护视力
维生素 B_1	7.0 毫克	预防脚气病
维生素 B_2	0.11 毫克	预防口腔溃疡
维生素 C	45 毫克	提高免疫力
叶酸	12.0 毫克	防止贫血

中、低嘌呤食物巧搭配

菜名	食物搭配	嘌呤含量
玉米糊饼	新鲜玉米 200 克	18.6 毫克 低
窝头	细玉米粉 100 克，大豆面 50 克	67.74 毫克 中

痛风食疗方

玉米菠菜粥

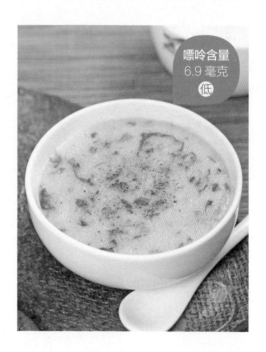

嘌呤含量
6.9 毫克
低

材料 菠菜 25 克，玉米面 50 克。

调料 盐、花椒粉、鸡精、碱面各适量。

做法

1. 菠菜择洗干净，放入沸水中焯一下捞出，冷水里过凉，沥干，切末。

2. 玉米面用冷水调成没有结块的稀糊状。

3. 将玉米面水倒入锅内，加入适量的水和少许碱面，煮成稠粥，放入菠菜末、盐、花椒粉、鸡精调味，即可食用。

健康 / 烹饪提示 玉米的胚尖含有丰富的不饱和脂肪酸，因此食用时应把胚尖全部吃掉。

蔬菜玉米饼

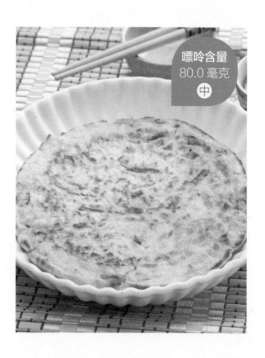

嘌呤含量
80.0 毫克
中

材料 玉米 1 个，鸡蛋 1 个，面粉 100 克，韭菜、胡萝卜各 25 克。

调料 葱、盐各适量，植物油 5 克。

做法

1. 将韭菜、葱洗净，切段；胡萝卜洗净，切丝；将玉米粒掰下来，煮熟，捞出。

2. 面粉加温水、鸡蛋，调成面糊，放入备好的材料，锅中倒油烧热，将面糊平摊在锅中，小火煎至两面金黄色即可。

健康 / 烹饪提示 煮玉米时，加入 1 克左右的食用碱，可有利于分解、吸收玉米中的烟酸，对防治皮肤病有益。

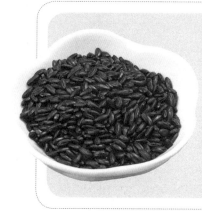

黑米

补肾，改善新陈代谢

嘌呤含量　低

热量　1393 千焦（以每 100 克可食部计）

推荐用量　每天宜吃 40 克

哪个季节吃最有营养　夏、秋季

抗痛风原理

中医认为，黑米具有滋阴补肾、益气强身之功，适合慢性病患者调养。黑米所含的铁和维生素 E 能促进血液循环，改善新陈代谢，从而缓解痛风引起的关节炎不适症状。

健康吃法

由于黑米外部包裹的皮不易煮烂，其营养成分不易吸收，甚至造成肠胃不适，因此，食用前应将黑米泡透。

食用宜忌

✔ 黑米最好用高压锅烹煮，只需 20 分钟左右即可食用。

✘ 急性肠胃炎患者、消化系统疾病患者应慎用。

宜食时期

痛风急性期和缓解期都可食用。

痛风优势营养素（每 100 克可食部）		
营养成分	含量	功效
镁	147 毫克	保护心脑血管
磷	356 毫克	维护骨骼健康和神经系统功能，调整血压
锌	3.8 毫克	维持正常食欲，增强免疫力、促进伤口愈合
硒	3.2 微克	防癌、抗癌，抗氧化

中、低嘌呤食物巧搭配

菜名	食物搭配	嘌呤含量
红枣黑米粥	黑米 100 克，红枣 50 克，赤小豆 20 克	63.6 毫克 中
黑米面馒头	面粉 50 克，黑米面 25 克	18.6 毫克 低
南瓜黑米粥	南瓜 200 克，黑米 100 克，红枣 50 克	58.6 毫克 中

痛风食疗方

黑米茶

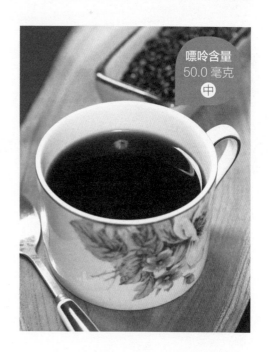

嘌呤含量
50.0 毫克
中

材料　黑米 100 克。

做法

1. 黑米用清水淘洗几遍，控干。

2. 将黑米用大火炒 5 分钟，然后转小火继续炒 15～20 分钟至黑米开裂，露出白色的米心即可。

3. 每次冲泡时取 20～40 克黑米，加 500 克开水，闷 10 分钟后即可饮用。

健康 / 烹饪提示　黑米最好在晚上食用，使其补血养颜的功效得到最大的发挥。

红枣黑米粥

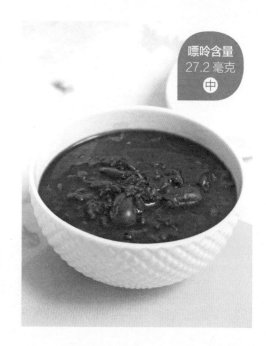

嘌呤含量
27.2 毫克
中

材料　黑米 50 克，红枣 10 克，枸杞子 5 克。

做法

1. 黑米淘洗干净，用清水浸泡一夜；红枣、枸杞子洗净备用。

2. 锅置火上，倒入 1000 毫升清水。大火煮沸后，放入黑米，待煮沸后加入红枣，用小火煮至黑米熟。加入枸杞子继续煮 5 分钟即可。

健康 / 烹饪提示　冬季的时候，黑米泡的时间最好比夏季长一倍，通常是两昼夜，这样黑米才容易煮烂。

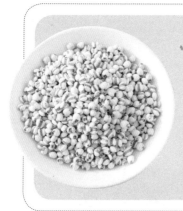

薏米

清热利尿，促进尿酸排出

嘌呤含量 低
热量 1494 千焦（以每 100 克可食部计）
推荐用量 每天宜吃 60 克
哪个季节吃最有营养 夏、秋季

抗痛风原理

如《本草正》所讲，"味甘淡……以其志湿，故能利关节……"，因其有利尿消肿之功，可以促进体内多余的尿酸排出，对风湿性关节炎、水肿等有积极的预防和治疗作用。

健康吃法

薏米和山药同食，可以抑制餐后血糖急剧上升，并且能避免胰岛素分泌过剩，使血糖得到较好调节，是痛风合并糖尿病患者很好的选择。

食用宜忌

✔ 赤小豆和薏米都具有利水消肿的功效，二者搭配吃可使得效果更明显，用于辅助治疗肾炎水肿的效果很好。

✘ 海带中所含的铁会导致薏米中维生素 E 的吸收受阻，因此，薏米不宜与海带同食。

宜食时期

痛风急性期和缓解期都可食用。

痛风优势营养素（每 100 克可食部）		
营养成分	含量	功效
维生素 B_2	0.15 微克	防治口腔溃疡
维生素 E	2.08 毫克	养颜美容，防老抗衰
镁	88 毫克	保护心脑血管

中、低嘌呤食物巧搭配

菜名	食物搭配	嘌呤含量
薏米赤小豆粥	薏米 50 克，赤小豆 10 克	17.3 毫克 低
薏米酸奶	薏米 50 克，原味酸奶 200 克	12.5 毫克 低
薏米老鸭煲	薏米 20 克，老鸭 100 克	143.4 毫克 中

痛风食疗方

薏米粥

材料 薏米 50 克，大米 50 克。

做法

1. 薏米洗净，清水浸泡 2 小时；大米洗净，浸泡 30 分钟。

2. 将锅置火上，加适量清水煮沸，加入浸泡好的薏米和大米均匀混合，再用大火煮沸后，转小火煮至米熟但不开花即可。

健康 / 烹饪提示 浸泡薏米的水与米同煮，可以最大限度地利用薏米的营养成分，有利于机体吸收利用。

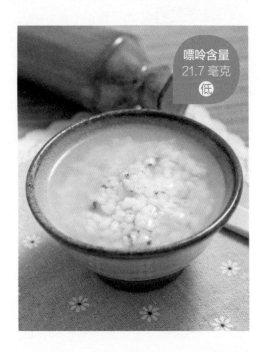

嘌呤含量
21.7 毫克
低

薏米酸奶

材料 薏米 50 克，原味酸奶 200 克。

做法

1. 薏米淘洗干净，加水浸泡 2 小时左右，放入锅中煮熟至软烂。

2. 将煮好的薏米捞出，晾凉。

3. 将薏米和酸奶全部放入搅拌机中，搅拌均匀即可。

健康 / 烹饪提示 薏米与谷物类和肉类等食材搭配煮粥、做汤均可，有降压的效果，适合痛风合并高血压的患者食用。

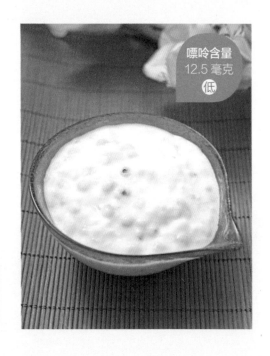

嘌呤含量
12.5 毫克
低

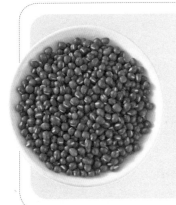

赤小豆

嘌呤含量 中

热量 1293 千焦（以每 100 克可食部计）

推荐用量 每天宜吃 30 克

哪个季节吃最有营养 一年四季

抗痛风原理

中医认为，赤小豆具有利尿除湿、消肿解毒、和血排脓、轻身减肥等功效。现代药理学研究发现，赤小豆中含有一种皂苷类物质，能促进通便及排尿。

健康吃法

赤小豆质地较硬，不易煮熟，因此在烹调前宜先用清水浸泡数小时，以便含有的营养成分能够发挥其利于痛风的作用。

食用宜忌

✔ 赤小豆宜和薏米一同食用，具有利水消肿的功效，对痛风并发高血压患者有利。

✘ 赤小豆中的色素与铁结合后会变黑，因此不宜以铁锅烹饪。

宜食时期

痛风缓解期可食用。

痛风优势营养素（每 100 克可食部）		
营养成分	含量	功效
维生素 E	35 毫克	抗氧化防衰老，调节内分泌
钙	74 毫克	预防骨质疏松
钾	860 毫克	利尿、降压
镁	138 毫克	保护心脑血管
膳食纤维	7.7 克	改善胰岛素敏感性

中、低嘌呤食物巧搭配

菜名	食物搭配	嘌呤含量
赤小豆粥	赤小豆 30 克，大米 50 克	25.2 毫克 中
赤小豆薏米糊	赤小豆、大米各 20 克，薏米 50 克	26.8 毫克 中

痛风食疗方

赤豆饭

材料　赤小豆 25 克，大米 100 克。

做法

1. 赤小豆洗净，浸泡 6~8 小时；大米洗净，浸泡半小时。

2. 把大米和赤小豆倒入电饭锅内，加适量水蒸熟即可。

健康 / 烹饪提示　赤小豆尽量用水浸泡至软，这样熟得更快。

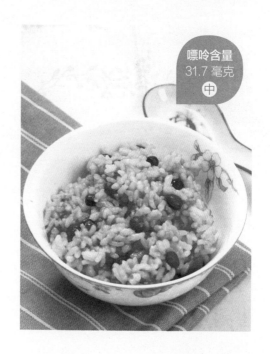

嘌呤含量
31.7 毫克
中

赤豆红薯汤

材料　赤小豆 50 克，红薯 150 克。

做法

1. 赤小豆洗净，用清水浸泡 3 小时；红薯去皮洗净，切成块。

2. 锅置火上，加入适量清水和赤小豆，大火煮开，转中火，煮至赤小豆七成熟，然后加入红薯块，煮至赤小豆、红薯全熟即可。

健康 / 烹饪提示　宜选表面有麻纹的红薯，这种红薯耐煮，而且口感既软糯又香甜。

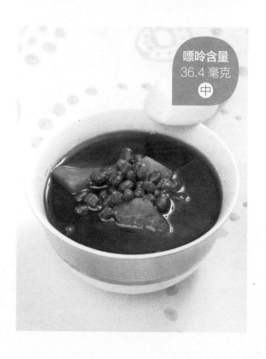

嘌呤含量
36.4 毫克
中

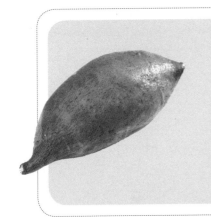

红薯

痛风合并肥胖患者的减肥"良药"

嘌呤含量 低

热量 427 千焦（以每 100 克可食部计）

推荐用量 每天宜吃 150 克

哪个季节吃最有营养 秋季

抗痛风原理

红薯在体内代谢后可产生碱性成分，可使尿液碱化，从而减轻对肾脏的损害。红薯中含有大量的膳食纤维，能有效阻止糖类变为脂肪，有助于减肥。

健康吃法

红薯最宜带皮蒸煮着吃，这样其所含的膳食纤维能够更好地保留，从而更好地阻止体内尿酸升高，但一定要蒸熟煮透吃，使红薯中的氧化酶被高温破坏，以减少食后出现腹胀、胃灼热、打嗝、反酸等不适感。

食用宜忌

✔ 吃红薯时，同时吃一些咸菜或鲜萝卜，这样可减少胃酸，减轻肠胃的不适感。

✘ 生吃红薯。因为红薯中包裹淀粉的细胞膜不经高温破坏难以被人体消化。另外，红薯中的氧化酶不经高温破坏，吃后会产生不适感。

宜食时期

痛风急性期和缓解期均可食用。

痛风优势营养素（每 100 克可食部）		
营养成分	含量	功效
糖类	24.7 克	促进尿酸生成
胡萝卜素	750 微克	预防痛风合并心脑血管疾病
维生素 C	26 毫克	防止体内尿酸升高
钾	130 毫克	利尿，促进尿酸排出

中、低嘌呤食物巧搭配

菜名	食物搭配	嘌呤含量
红薯西米露	红薯 120 克，西米 30 克	8.8 毫克 低

痛风食疗方

姜汁红薯条

材料　红薯 300 克，胡萝卜 50 克。

调料　生姜 10 克，葱花 5 克，香油、盐各适量。

做法

1. 红薯去皮，洗净，切成粗条；胡萝卜去皮洗净，切条；生姜去皮，切末，捣出姜汁，加盐、香油调成调味汁备用。

2. 锅内放入适量水煮沸，放入红薯条、胡萝卜条煮熟，捞出沥水，码入盘中，将调味汁淋到红薯条、胡萝卜条上，再撒上葱花即可。

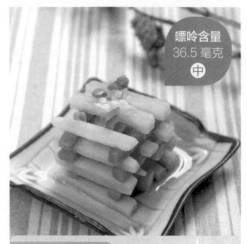

嘌呤含量
36.5 毫克
中

健康 / 烹饪提示　姜汁和红薯搭配，有养胃、止呕的作用，对食欲不好的痛风患者有开胃之功。

红薯大米粥

材料　红薯 100 克，大米 80 克。

做法

1. 大米淘洗干净，冷水浸泡半小时后捞出；红薯洗净，去皮，切小丁。

2. 将红薯丁和大米一同入锅，加水煮至粥稠即可。

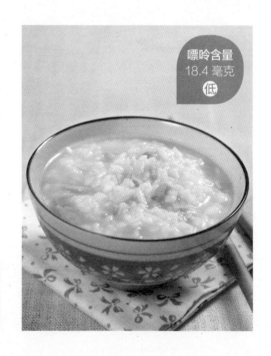

嘌呤含量
18.4 毫克
低

健康 / 烹饪提示　吃红薯粥时，一定要趁热食用，冷后吃或吃后受凉，容易引起反酸、胃灼热。

蔬菜类

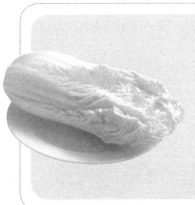

白菜

碱化尿液，促进尿酸排出

嘌呤含量 低
热量 71千焦（以每100克可食部计）
推荐用量 每天宜吃100克
哪个季节吃最有营养 秋、冬季

抗痛风原理

白菜中含有多种维生素和矿物质，呈碱性，可对体内的尿液进行碱化，同时促进尿酸的排出，适合痛风患者经常食用。

健康吃法

切白菜时，最好顺其纹理，易熟且可以减少维生素的流失。烹调不宜煮、烫后挤汁，容易造成营养成分的大量流失。

食用宜忌

✔白菜富含维生素C，而豆腐含钙很丰富，维生素C能促进钙的吸收，因此，白菜和豆腐是最好的搭档。

✘腐烂后的白菜中含有大量的硝酸盐，经细菌作用极易变成有毒的亚硝酸盐，因此，不能食用腐烂的白菜。

宜食时期

痛风急性期和缓解期都可食用。

痛风优势营养素（每100克可食部）

营养成分	含量	功效
维生素C	31毫克	提高免疫力
维生素E	0.76毫克	护肤养颜，保护心脑血管
胡萝卜素	120微克	维护眼睛和皮肤健康

中、低嘌呤食物巧搭配

菜名	食物搭配	嘌呤含量
板栗扒白菜	白菜200克，板栗50克	42.5毫克 中
香菇炒白菜	白菜100克，鲜香菇50克	26.8毫克 中

痛风食疗方

醋熘白菜

材料 白菜 200 克。

调料 植物油 4 克，醋、盐、葱花、花椒粒各适量。

做法

1. 白菜洗净，切成片。

2. 锅置火上，倒入植物油，待油温烧至五成热，下花椒粒炸至表面开始变黑，捞出，放入白菜片翻炒至熟，然后加入醋、盐、葱花调味即可。

健康 / 烹饪提示 烹饪白菜时，适当放点醋，可帮助其中所含的钙、磷、铁等元素的分解，利于人体吸收。

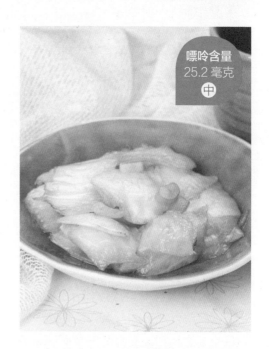

嘌呤含量
25.2 毫克
中

土豆白菜汤

材料 白菜叶 100 克，土豆 150 克。

调料 葱段少许。

做法

1. 将土豆削皮，切成条，冲洗沥干；白菜叶撕成片；大葱切丝。

2. 锅中放油烧热，下入葱丝煸炒片刻，放入土豆条，炒软，添加适量的热水，大火烧开，加入白菜，煮至白菜软烂，加入适量盐和味精即可食用。

健康 / 烹饪提示 烹调白菜时最好不要用焯、浸烫后挤汁的方法，这样会造成营养成分的流失。

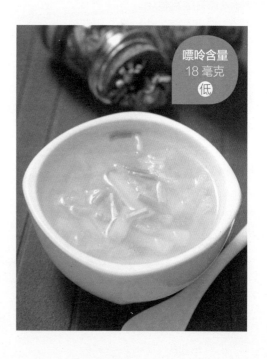

嘌呤含量
18 毫克
低

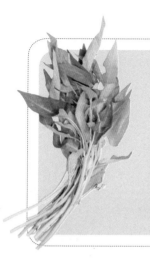

空心菜

碱化尿液，预防肠道菌群失调

嘌呤含量 低

热量 84 千焦（以每 100 克可食部计）

推荐用量 每天宜吃 50 克

哪个季节吃最有营养 夏季

抗痛风原理

作为一种碱性食物，空心菜含有丰富的钾、氯等，可帮助调节水液平衡，同时碱化尿液，促进尿酸排出。另外，它还可以降低肠道的酸度，使肠道内的菌群不至于失调，对防癌也有益。适合痛风患者经常食用。

健康吃法

烹调时，空心菜宜大火快炒，可避免营养成分的流失。另外，空心菜捣成汁后可解食物中毒，外用可消肿、去毒火。

食用宜忌

✔ 空心菜有"绿色精灵"的美称，经常食用可洁齿防龋，美容护肤。

✘ 空心菜忌与牛奶同食，因空心菜含有影响牛奶消化吸收的化学物质。

宜食时期

痛风急性期和缓解期都可食用。

痛风优势营养素（每 100 克可食部）

营养成分	含量	功效
维生素 A	4.3 微克视黄醇当量	增强免疫力，保护皮肤和视力
维生素 B$_2$	0.08 微克	预防口腔溃疡
维生素 C	25 微克	提高免疫力
胡萝卜素	1520 微克	维持眼睛和皮肤健康
叶酸	4.3 毫克	防止贫血
钙	99 毫克	维持正常免疫力与血管弹性

中、低嘌呤食物巧搭配

菜名	食物搭配	嘌呤含量
空心菜粥	空心菜 200 克，大米 100 克	53.4 毫克 中
蒜香空心菜	空心菜 100 克，大葱、蒜末各 2 克	18.3 毫克 低

痛风食疗方

空心菜炝玉米

材料 空心菜 150 克, 玉米粒 75 克, 榨菜 5 克。

调料 盐、花椒、鲜汤、植物油各适量。

做法

1. 玉米粒洗净, 空心菜洗净、切段, 两者入沸水锅中氽一下, 备用。
2. 锅置大火上, 放入植物油, 放入花椒、榨菜炒香。
3. 倒入玉米粒、空心菜段, 加鲜汤、盐调匀, 起锅即可。

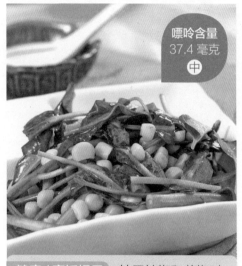

嘌呤含量
37.4 毫克
中

健康 / 烹饪提示 炒干辣椒和花椒时, 要控制好火候, 防止辣椒变苦。

腐乳炒空心菜

材料 空心菜 300 克, 腐乳 1 小块。

调料 葱花 5 克, 植物油 10 克, 鸡精少许。

做法

1. 空心菜去根、茎和老叶, 洗净, 沸水焯烫, 沥干水分。
2. 炒锅置火上, 倒入植物油烧热, 炒香葱花, 放入腐乳, 用锅铲碾碎。
3. 放入空心菜, 翻炒至熟后加鸡精调味即可。

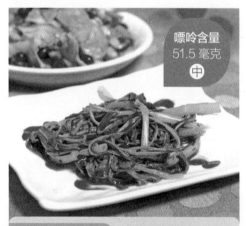

嘌呤含量
51.5 毫克
中

健康 / 烹饪提示 烹调前, 用热水将空心菜焯一下, 并在烹调过程中加少量醋, 这样做出来的空心菜颜色不会变黑, 且口感清脆。

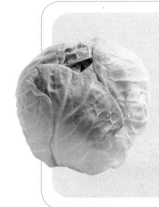

卷心菜

痛风患者的理想食物

嘌呤含量 低

热量 92 千焦（以每 100 克可食部计）

推荐用量 每天宜吃 70 克

哪个季节吃最有营养 秋、冬季

抗痛风原理

卷心菜基本不含嘌呤，而含有大量的维生素 C，可帮助人体排出有害物质。如《本草纲目拾遗》中所讲："……补骨髓，利五脏六腑，利关节……"因此，卷心菜适合痛风患者经常食用。

健康吃法

炸、炒卷心菜会造成卷心菜中维生素的降解，膳食纤维的破坏，导致总体的营养价值下降。最佳吃法为蒸熟后凉拌。

食用宜忌

✔ 动脉硬化、胆结石、肥胖症患者或孕妇等特别适合食用卷心菜。

✘ 皮肤瘙痒性疾病与眼部充血患者忌食。

宜食时期

痛风急性期和缓解期均可食用。

痛风优势营养素（每 100 克可食部）

营养成分	含量	功效
维生素 B$_2$	0.03 毫克	预防口腔溃疡
维生素 C	40 毫克	提高免疫力
钙	49 毫克	强壮骨骼，保护关节
钾	124 毫克	利尿，促进尿酸排出
硒	0.96 微克	保证胰岛素功能

中、低嘌呤食物巧搭配

菜名	食物搭配	嘌呤含量
牛奶卷心菜	卷心菜 100 克，番茄 100 克，牛奶 100 克	53.4 毫克 中
胡萝卜烧卷心菜	卷心菜 100 克，胡萝卜 20 克	11.5 毫克 低

痛风食疗方

柠檬菜卷

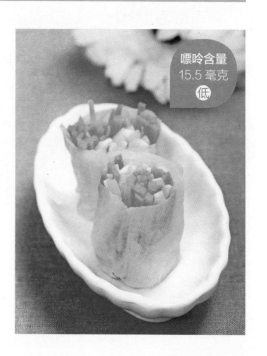

嘌呤含量
15.5 毫克
低

材料 卷心菜叶 50 克，胡萝卜 100 克，
柠檬 50 克。

材料 盐少许。

做法

1. 卷心菜洗净，胡萝卜洗净切细丝，将
菜叶、胡萝卜焯一下，柠檬去皮切丝。

2. 将卷心菜、胡萝卜、柠檬丝放入盘中，
加盐和柠檬汁，放入冰箱冷藏。

3. 将胡萝卜丝、柠檬丝，卷入卷心菜中，
用刀改成数段，垂直竖放于盘中即可。

健康 / 烹饪提示 卷心菜叶要挑选里
层较嫩的部分，焯水 15 秒钟即可捞起。

卷心菜炒肉

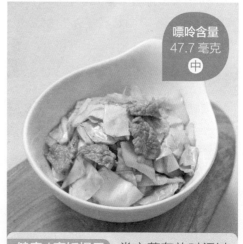

嘌呤含量
47.7 毫克
中

材料 卷心菜 150 克，猪瘦肉 25 克。

材料 植物油、酱油、盐、白糖、葱、
姜各适量。

做法

1. 将葱、姜洗净，切丝；猪瘦肉洗净，
切成薄片；卷心菜洗净，切成小块。

2. 锅置火上，放入植物油，放入肉片煸
炒，加入葱、姜丝、酱油、白糖、盐
炒匀；再放入卷心菜，急火快速煸炒
至熟即可。

健康 / 烹饪提示 卷心菜存放时间过
长，维生素 C 会大量破坏，最好现买
现吃。

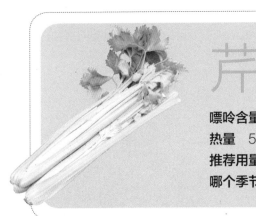

芹菜

很适合痛风急性期患者

嘌呤含量 低

热量 59 千焦（以每100克可食部计）

推荐用量 每天宜吃100克

哪个季节吃最有营养 春季

抗痛风原理

由于芹菜基本上不含嘌呤，加之含有丰富的维生素和矿物质，能够促进体内废物的排出，还有清热、利尿消肿的功效，因此，非常适合痛风患者食用。

健康吃法

对于痛风患者，芹菜的最佳吃法为焯熟后凉拌着吃，尤其是伴有高血压、高血脂的患者。

食用宜忌

✔高血压患者经常适量食用芹菜可防止血压升高与血管硬化；便秘的患者多食芹菜，可刺激肠道，促进排便。

✘由于芹菜会抑制睾酮的生成，从而减少精子数量，因此，男性少吃为宜。

宜食时期

痛风患者急性期和缓解期均可食用。

痛风优势营养素（每100克可食部）		
营养成分	含量	功效
维生素 B$_2$	0.08 毫克	预防口腔溃疡
维生素 C	12 毫克	抗氧化，防癌，增强免疫力
维生素 E	2.21 毫克	防衰抗老，美容养颜

中、低嘌呤食物巧搭配

菜名	食物搭配	嘌呤含量
肉末芹菜	芹菜100克，瘦肉25克，植物油3克	51.5 毫克 中
凉拌芹菜	芹菜200克，香油3克	17.4 毫克 低

痛风食疗方

芹菜大米粥

材料　芹菜 100 克，大米 150 克。

调料　盐、味精各适量。

做法

1. 芹菜洗净、切段；大米淘净。

2. 锅内加适量水，将芹菜和大米放入锅内，大火烧沸后，改用小火熬。

3. 至米煮熟成粥，加入调料，拌匀即可。

健康 / 烹饪提示　在水中加入几滴食用油或少许盐，可以使芹菜叶保持翠绿。

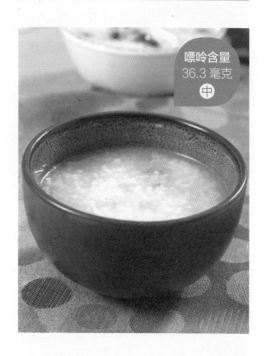

嘌呤含量
36.3 毫克
中

红椒炒芹菜

材料　芹菜 200 克，红柿子椒 50 克。

调料　葱花、盐、鸡精、植物油各适量。

做法

1. 芹菜洗净、切段，沸水中焯透后捞出；红柿子椒洗净，去蒂和子，切丝。

2. 锅置火上，倒入适量植物油，烧至七成热，加葱花炒出香味。

3. 放入芹菜段和红柿子椒丝翻炒 2 分钟，用盐和鸡精调味即可。

健康 / 烹饪提示　芹菜叶中所含的胡萝卜素和维生素 C 比茎中多，因此，应连鲜嫩的芹菜叶一起吃。

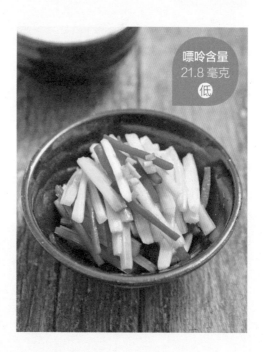

嘌呤含量
21.8 毫克
低

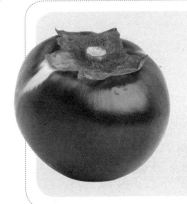

茄子 活血消肿，祛风通络

嘌呤含量 低

热量 88 千焦（以每 100 克可食部计）

推荐用量 每天宜吃 100 克

哪个季节吃最有营养 秋季（9 月份）

抗痛风原理

茄子嘌呤含量低，有活血消肿、祛风通络、清热止痛的作用，很适合痛风急性期食用。茄子还富含钾，有较好的利尿功效，适合痛风患者经常食用。

健康吃法

茄子不宜油炸，油炸茄子不仅会造成维生素 C 的降解，还会使维生素 B_2 大量损失，导致总体的营养价值大打折扣。最佳吃法为蒸熟后凉拌着吃。

食用宜忌

✔ 夏天食用茄子能清凉解暑，能让人少长痱子。

✘ 茄子属于寒凉性的食物，消化不良、容易腹泻的人不宜多吃。

宜食时期

痛风急性期和缓解期都可食用。

痛风优势营养素（每 100 克可食部）		
营养成分	含量	功效
维生素 B_2	0.04 毫克	预防口腔溃疡
维生素 C	5 毫克	提高免疫力
钾	142 毫克	利尿、降压
镁	13 毫克	保护心脑血管
维生素 E	1.13 毫克	保护血管健康

中、低嘌呤食物巧搭配

菜名	食物搭配	嘌呤含量
茄子炖土豆	茄子 150 克，土豆 100 克	4.2 毫克 低
茄子烧番茄	茄子 100 克，番茄 100 克	5.6 毫克 低
蒜泥茄子	茄子 200 克，大蒜 10 克	6.5 毫克 低

痛风食疗方

茄子粥

材料　大米 100 克，茄子 30 克。

调料　盐、味精各适量。

做法

1. 把茄子洗净，去蒂，切小块；大米淘洗干净。

2. 锅置火上，清水、大米与茄子块一起入锅，先用大火煮沸，再改用小火焖煮至大米熟烂，加盐、味精调味即可。

健康 / 烹饪提示　茄子不宜去皮，茄子的皮含有多种维生素，保健价值很高。

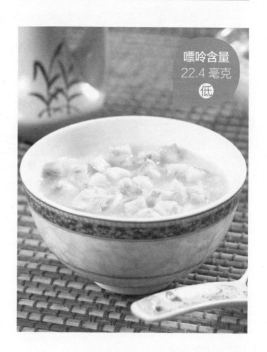

嘌呤含量
22.4 毫克
低

鱼香茄子

材料　茄子 200 克。

调料　葱末、姜末、蒜末、豆瓣酱、白糖、盐、酱油、料酒、醋各适量。

做法

1. 茄子洗净，切成滚刀块，放入油锅炸至酥软取出，沥净油。

2. 锅留底油，下姜蒜葱、豆瓣酱炒香，放入茄子、料酒、酱油、水煮沸，改小火煮至茄子熟，加白糖、盐、醋即可。

健康 / 烹饪提示　因茄子吸油较多，炸茄子时可预先用盐腌渍半小时左右，挤出水分，可减少用油。

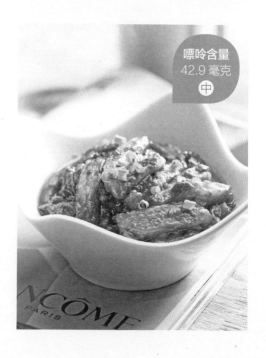

嘌呤含量
42.9 毫克
中

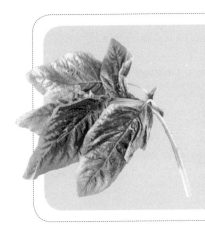

苋菜 防止尿酸性结石的形成

嘌呤含量 低

热量 130 千焦（以每 100 克可食部计）

推荐用量 每天宜吃 80~100 克

哪个季节吃最有营养 夏季

抗痛风原理

苋菜是一种低嘌呤食物，其丰富的糖类和钾，能够促进体内尿酸的排出，有利尿消肿的功效，因此，非常适合痛风急性期食用。

健康吃法

苋菜味甘，性寒，能清热解毒，利尿除湿，通利大便。通常，煎汤、煮粥或绞汁服都是不错的选择。

食用宜忌

✔ 夏季食用红苋菜，有清热解毒的功效，对治疗肠炎痢疾以及大便干结和小便赤涩有显著作用。

✘ 过敏性体质的人食用苋菜后，经日光照射可能患植物日光性皮炎，需注意。

宜食时期

痛风患者急性期和缓解期都可食用。

痛风优势营养素（每 100 克可食部）		
营养成分	含量	功效
维生素 A	352 微克视黄醇当量	保护视力，美容护肤
维生素 B_2	0.12 毫克	防衰抗老，美容养颜
维生素 C	47 毫克	预防缺铁性贫血
钙	187 毫克	维持牙齿和骨骼健康，除烦躁
镁	119 毫克	预防心脑血管病
铁	5.4 毫克	预防缺铁性贫血

中、低嘌呤食物巧搭配

菜名	食物搭配	嘌呤含量
清炒苋菜	苋菜 300 克，植物油 5 克	70.5 毫克 中
苋菜鸡肉饼	面粉 100 克，苋菜 75 克，鸡肉 50 克	59.7 毫克 中

痛风食疗方

蒜香苋菜

材料　苋菜 100 克，蒜瓣 10 克。

调料　葱花、盐、味精、植物油各适量。

做法

1. 苋菜洗净；蒜瓣去皮、洗净、切末。
2. 锅置火上，倒入适量植物油，待油烧至七成热，加葱花炒香。
3. 放入苋菜翻炒，熟后用盐、味精和蒜末调味即可。

健康 / 烹饪提示　苋菜在食用前应该用开水焯烫，以去除所含的植酸以及残留在菜上的农药。

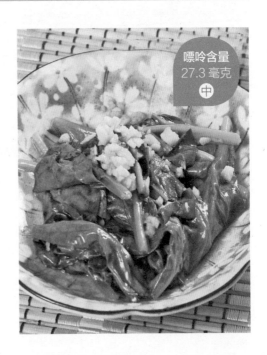

嘌呤含量
27.3 毫克
中

皮蛋苋菜汤

材料　苋菜 100 克，皮蛋约 50 克。

调料　葱花、盐、味精、植物油各适量。

做法

1. 苋菜洗净；皮蛋去皮，洗净，切丁。
2. 锅置火上，倒入植物油，烧至七成热时，加葱花炒香。
3. 加入适量清水烧沸，放入苋菜煮熟，倒入皮蛋丁搅匀，用盐和味精调味即可。

健康 / 烹饪提示　苋菜烹饪时间不宜过长，否则会造成营养成分的流失。

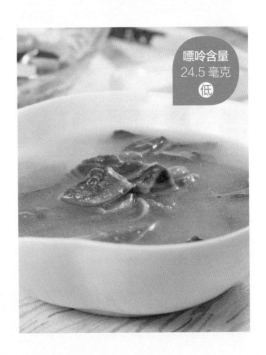

嘌呤含量
24.5 毫克
低

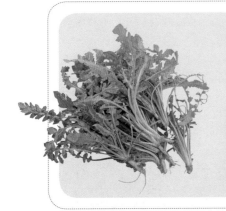

荠菜

解热降压，缓解痛风症状

嘌呤含量 低

热量 113 千焦（以每 100 克可食部计）

推荐用量 每天宜吃 60 克

哪个季节吃最有营养 春季

抗痛风原理

荠菜含有乙酰胆碱、谷固醇和季铵化合物，可以降低血清胆固醇和三酰甘油，并有降血压的作用。荠菜还有清热消肿之功，对缓解痛风引起的炎症有效果，适合痛风患者经常食用。

健康吃法

荠菜不宜烧煮太久，否则会破坏其营养成分，也会使颜色变黄。食用荠菜时，最好不要加蒜、姜、料酒等，减少对荠菜本身清香味的破坏。

食用宜忌

✔ 荠菜洗净、晾干、切碎，每天用沸水冲泡，长期服食可有效降压。

✘ 荠菜有宽肠通便的作用，便溏者要慎食。

宜食时期

痛风急性期和缓解期都可食用。

痛风优势营养素（每 100 克可食部）		
营养成分	含量	功效
维生素 A	3.2 微克视黄醇当量	增强免疫力，保护视力
维生素 C	43 毫克	提高免疫力
胡萝卜素	2590 微克	保护眼睛和皮肤健康，清除自由基
钾	280 毫克	利尿、降压
钙	420 毫克	促进骨骼生长，调节酶活性，维持酸碱平衡

中、低嘌呤食物巧搭配

菜名	食物搭配	嘌呤含量
荠菜拌洋扁豆	荠菜 200 克，洋扁豆 150 克	6.5 毫克 低

痛风食疗方

荠菜豆腐羹

材料 荠菜、肉丝各50克，内酯豆腐100克。

调料 植物油、葱末、姜末、料酒、盐、香油各适量。

做法

1. 荠菜择洗干净，切碎；内酯豆腐切成丝；肉丝加葱末、姜末、料酒、盐拌匀，腌15分钟，煮熟。

2. 锅中倒油烧至六成热，爆香葱末，放入肉丝和豆腐，加水烧开，然后放入荠菜煮熟，调入盐，最后淋上香油即可。

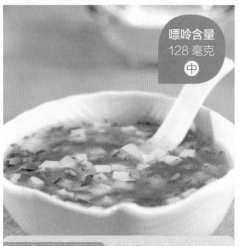

嘌呤含量
128毫克
中

健康 / 烹饪提示 荠菜不宜烧煮太久，时间过长会破坏其营养成分，还会使颜色变黄。

荠菜粥

材料 大米100克，荠菜50克。

调料 香油、盐各适量。

做法

1. 大米淘洗干净；荠菜择洗干净，切末。

2. 锅置火上，倒入大米，加适量清水，大火煮沸，转小火煮至米粒熟烂的稠粥，放入荠菜末煮2分钟，用盐调味，淋上香油即可。

健康 / 烹饪提示 食用时不要加蒜、姜、料酒来调味，以免破坏荠菜本身的清香味。

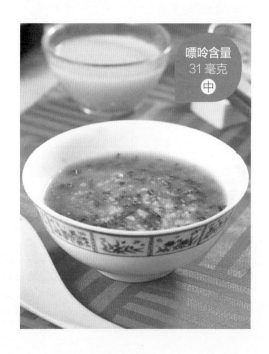

嘌呤含量
31毫克
中

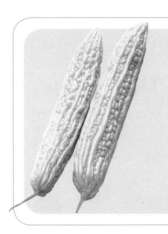

苦瓜

降糖减肥，预防痛风并发症

嘌呤含量 低

热量 79 千焦（以每 100 克可食部计）

推荐用量 每天宜吃 50 克

哪个季节吃最有营养 夏季

抗痛风原理

苦瓜清热降火，还富含维生素 C 和膳食纤维，有助于减肥。另外，苦瓜有"植物胰岛素"之称，所含的苦瓜苷和类似胰岛素的物质，有显著的降糖效果，因此适合痛风合并糖尿病患者食用。

健康吃法

苦瓜可凉拌、炒食、做汤等，可与各种蔬菜或肉食搭配。但需要注意的是，苦瓜含有草酸，会影响钙的吸收，在烹饪前最好用沸水焯一下。

食用宜忌

✔ 夏天食用苦瓜能解热消暑，清心明目，还可增进食欲。

✘ 苦瓜属于寒性食物，脾胃虚寒的人慎食；孕妇勿食。

宜食时期

痛风急性期和缓解期都可食用。

痛风优势营养素（每 100 克可食部）		
营养成分	**含量**	**功效**
胡萝卜素	100 微克	助消化，预防脚气病
维生素 C	56 毫克	预防体内尿酸升高
钾	256 毫克	利尿、降压

中、低嘌呤食物巧搭配

菜名	食物搭配	嘌呤含量
苦瓜炒鸡蛋	苦瓜 50 克，鸡蛋 50 克，植物油 3 克	30.7 毫克 中
苦瓜豆腐汤	苦瓜 100 克，豆腐 75 克	55.6 毫克 中

痛风食疗方

苦瓜荠菜猪肉汤

材料 苦瓜 150 克，猪瘦肉、荠菜各 50 克。

调料 料酒、盐各适量。

做法

1. 苦瓜洗净，切成片；荠菜洗净切碎；猪肉洗净切片，用盐、料酒腌制。

2. 锅中加适量清水，放入肉片煮沸，再加入苦瓜、荠菜同煮至熟，放入盐调味即可。

健康 / 烹饪提示 最好不要加蒜、姜来调味，以免破坏荠菜本身的清香味。

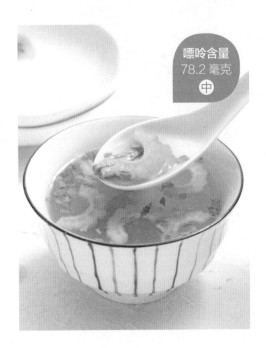

嘌呤含量
78.2 毫克
中

苦瓜拌木耳

材料 苦瓜 200 克，黑木耳 10 克，红柿子椒 25 克。

调料 大蒜末、盐、生抽、醋、橄榄油各适量。

做法

1. 苦瓜洗净、切片；黑木耳泡发；红柿子椒洗净、切丝；大蒜末、盐、生抽、醋、橄榄油调成汁，备用。

2. 黑木耳、苦瓜分别焯熟，备用。

3. 将所有材料放在盘中，倒入调味汁，拌匀即可。

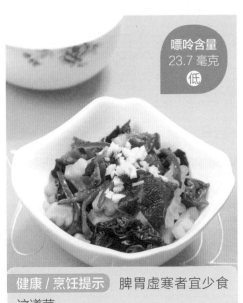

嘌呤含量
23.7 毫克
低

健康 / 烹饪提示 脾胃虚寒者宜少食这道菜。

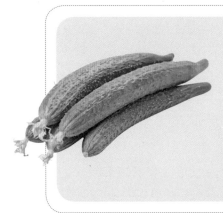

黄瓜

清热利尿，减肥瘦身

嘌呤含量 低

热量 63 千焦（以每 100 克可食部计）

推荐用量 每天宜吃 100 克

哪个季节吃最有营养 四季

抗痛风原理

《本草求真》中记载："黄瓜气味甘寒"，能"利热利水"，因此痛风患者食用黄瓜，可以起到排出多余尿酸的作用。其含有的丙醇二酸可抑制糖类转化为脂肪，对减肥有一定的效果，适合痛风及合并肥胖、糖尿病者食用。

健康吃法

生黄瓜含有丰富的维生素 C、钾盐和水分，有利尿作用。因此，痛风病人宜多吃生黄瓜，或凉拌黄瓜。

食用宜忌

✔黄瓜有"厨房里的美容剂"的美称，经常用黄瓜汁涂皮肤，会有非常好的润肤祛皱效果。

✘由于黄瓜中含有维生素 C 分解酶，可破坏其他蔬果中的维生素 C，因此在食用黄瓜的同时，不宜食用番茄、橙子等。

宜食时期

痛风急性期和缓解期都可食用。

痛风优势营养素（每 100 克可食部）

营养成分	含量	功效
维生素 B$_2$	0.03 微克	预防口腔溃疡
维生素 C	9 毫克	提高免疫力

中、低嘌呤食物巧搭配

菜名	食物搭配	嘌呤含量
黄瓜丝凉面	黄瓜、面条各 100 克，香油 3 克	26.7 毫克 中
腐竹拌黄瓜	黄瓜 200 克，腐竹 10 克，香油 3 克	29.2 毫克 中
拍黄瓜	黄瓜 100 克，香油 2 克	14.6 毫克 低

痛风食疗方

黄瓜炒木耳

材料 黄瓜 250 克，黑木耳 100 克。

调料 红柿子椒、葱末，盐、香油、植物油各适量，鸡精少许。

做法

1. 黑木耳洗净撕成小块；黄瓜洗净切片；红柿子椒洗净切片。

2. 锅置火上，倒油烧热，放葱末煸香；放入黑木耳煸炒片刻，再放入黄瓜片，加盐、鸡精、红柿子椒片翻炒，至黑木耳、黄瓜入味，淋上香油即可。

健康 / 烹饪提示 选择高品质黑木耳，肉厚好吃，如压缩秋木耳。

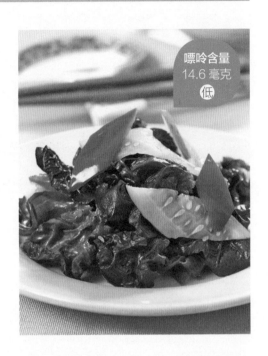

嘌呤含量
14.6 毫克
低

姜丝面

材料 面条 200 克，黄瓜 100 克 。

调料 嫩姜、醋各 10 克，盐、香油各适量。

做法

1. 黄瓜洗净，切成丝；嫩姜洗净，切成丝，放盐腌 10 分钟。

2. 将面条煮熟，捞出放入碗中，然后将黄瓜丝、姜丝码在面上，再加香油、醋、盐拌匀即可。

健康 / 烹饪提示 尽量避免油腻，用清水煮面，如果用油汤煮面就太油腻了。

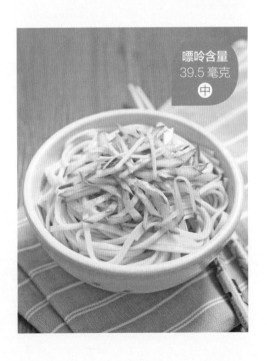

嘌呤含量
39.5 毫克
中

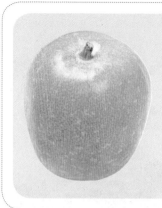

冬瓜 促进多余尿酸排出

嘌呤含量 低

热量 46 千焦（以每 100 克可食部计）

推荐用量 每天宜吃 60 克

哪个季节吃最有营养 夏季

抗痛风原理

含大量水分和丰富的营养，尤其维生素 C 含量很高，加之钾盐的含量也很高，使得冬瓜有促进尿酸排出、降压、消肿的功效，适合痛风患者食用。

健康吃法

冬瓜具有解热利尿的功效，煮汤时连皮一起煮，效果更明显。炒食、做汤均可。但由于性寒，烹饪时可加蒜、姜、洋葱、豆豉等偏温配料，起暖胃的功效。

食用宜忌

✔《本草纲目》中提到，冬瓜瓤"洗面澡身"，可以"祛黑斑，令人悦泽白皙"。因此，冬瓜还有美容养颜的功效。

✘ 冬瓜性凉，多食对身体不利，尤其是脾胃虚寒的人应少食为好。

宜食时期

痛风急性期和缓解期均可食用。

痛风优势营养素（每 100 克可食部）

营养成分	含量	功效
维生素 A	13 微克视黄醇当量	保护视力
维生素 C	18 毫克	提高免疫力，促进伤口愈合
叶酸	9.4 毫克	预防贫血
钾	78 毫克	利尿、降压

中、低嘌呤食物巧搭配

菜名	食物搭配	嘌呤含量
蒜蓉冬瓜	冬瓜 150 克，蒜瓣 10 克，香油 20 克	4.2 毫克 低
肉末烧冬瓜	猪瘦肉 25 克，冬瓜 200 克，植物油 8 克	38.7 毫克 中

痛风食疗方

冬瓜薏米瘦肉汤

材料 冬瓜 100 克，猪瘦肉 50 克。

调料 葱花、盐、鸡精各适量，香油 2 克。

做法

1. 冬瓜去瓤，带皮洗净，切块；猪瘦肉洗净，切片。

2. 锅置火上，放入猪瘦肉，加适量清水煮沸，改小火煮至八成熟，放入冬瓜块煮至熟透，用葱花、盐、鸡精和香油调味即可。

健康/烹饪提示 冬瓜洗净后，若能连皮一起煮汤，其清热利尿的功能会更好。

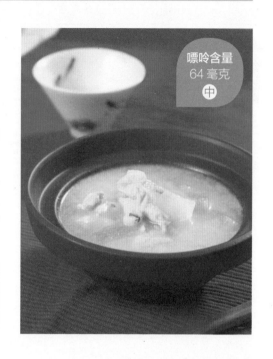

嘌呤含量
64 毫克
中

冬瓜海带汤

材料 冬瓜 200 克，海带 20 克，香菜 20 克。

调料 盐 2 克，葱花 10 克，胡椒粉适量。

做法

1. 海带泡软，洗净，沥干，切成丝；冬瓜去皮和瓤，洗净，切片。

2. 热锅凉油，爆香海带丝，加入适量清水和冬瓜。

3. 待煮至半透明时，加盐和胡椒粉调味。最后放入葱花和香菜即可。

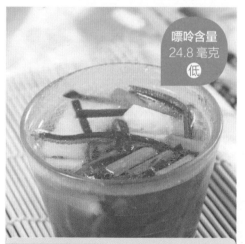

嘌呤含量
24.8 毫克
低

健康/烹饪提示 冬瓜性寒，烹饪时可加蒜、姜、洋葱、豆豉等偏温配料，起到暖胃的功效。

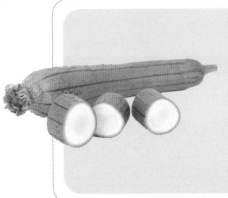

丝瓜

利尿强心，美颜

嘌呤含量 低

热量 84 千焦（以每 100 克可食部计）

推荐用量 每天宜吃 50 克

哪个季节吃最有营养 夏季

抗痛风原理

丝瓜含有的干扰素诱导剂，刺激人体产生干扰素，可抗病毒，还有防癌抗癌的功效。另外，其富含的皂苷有利尿、强心的作用；胰蛋白酶有降血脂的功能。丝瓜汁被称为"美人水"，它也是一种美容佳品。适合痛风患者经常食用。

健康吃法

丝瓜不宜生吃，烹食、煎汤均可；烹制时，应注意尽量保持清淡，少放油。丝瓜宜现切现做，防止营养成分随汁水流走。

食用宜忌

✔ 丝瓜焯水后过一下冷水，可使其颜色保持翠绿。

✘ 丝瓜性凉，脾胃虚寒的患者以及腹泻者不宜多食。

宜食时期

痛风患者急性期和缓解期都可食用。

痛风优势营养素（每100克可食部）

营养成分	含量	功效
维生素 B_6	0.11 毫克	维持钠钾平衡，缓解水肿
叶酸	22.6 微克	预防贫血
钾	115 毫克	利尿，促进尿酸排出
钙	14 毫克	强壮骨骼，稳定血压

中、低嘌呤食物巧搭配

菜名	食物搭配	嘌呤含量
番茄炒丝瓜	丝瓜 150 克，番茄 100 克	21.7 毫克 低
丝瓜鸡蛋汤	丝瓜 50 克，鸡蛋 10 克	16.4 毫克 低

痛风食疗方

丝瓜炒鸡蛋

材料　丝瓜 200 克，鸡蛋 100 克。

调料　盐、葱、植物油各适量。

做法

1. 丝瓜去皮洗净，切成滚刀片，放入开水中焯一下；鸡蛋打散。

2. 锅中放入底油，将鸡蛋炒熟后盛出，备用；另起锅，用油爆香葱段，加入焯过水的丝瓜，加盐翻炒 30 秒，加入备好的蛋花，翻炒均匀即可。

健康 / 烹饪提示　烹饪丝瓜时，尽量保持清淡，少用油，可勾稀芡，以凸显丝瓜香嫩爽口的特点。

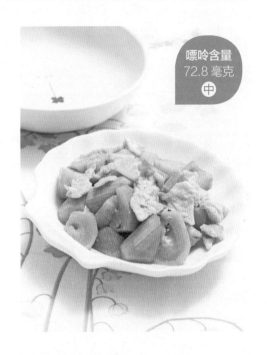

嘌呤含量
72.8 毫克
中

木耳烩丝瓜

材料　水发黑木耳 25 克，丝瓜 250 克。

调料　葱花、花椒粉、盐、鸡精、植物油各适量。

做法

1. 黑木耳洗净，撕成小片；丝瓜刮去老皮，洗净，切成滚刀块。

2. 锅内倒入植物油烧至七成热，加入葱花、花椒粉炒香。

3. 将丝瓜和木耳倒入锅内翻炒至熟，用盐和鸡精调味即可。

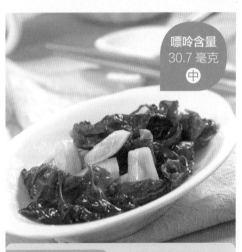

嘌呤含量
30.7 毫克
中

健康 / 烹饪提示　丝瓜味道清甜，烹煮时不宜加酱油或豆瓣酱等口味较重的酱料，以免抢味。

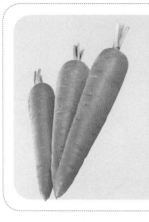

胡萝卜

预防痛风并发心脑血管疾病

嘌呤含量 低

热量 155 千焦（以每 100 克可食部计）

推荐用量 每天宜吃 30~50 克

哪个季节吃最有营养 秋、冬季

抗痛风原理

中医认为，胡萝卜可以补中气、活血养血、安五脏。痛风患者常吃胡萝卜，能够达到激活内脏功能、促进新陈代谢的目的，从而改善冠状动脉的血液循环，防止血管硬化，还有助于体内尿酸的排泄。

健康吃法

胡萝卜所含的胡萝卜素和维生素 A 是脂溶性物质，油炒或与肉类炖煮食用可以利于吸收。

食用宜忌

✔ 常服胡萝卜汁，有降血压、抗肺癌的作用。吸烟者经常吃胡萝卜，可降低癌症发病率。

✘ 过多地摄入胡萝卜会导致黄皮病，适量为宜。

宜食时期

痛风患者急性期和缓解期都可食用。

痛风优势营养素（每100克可食部）		
营养成分	含量	功效
维生素 B_6	0.16 微克	维持钠钾平衡，缓解水肿
叶酸	4.8 微克	预防贫血
胡萝卜素	4010 微克	明目，抗衰老
钾	193 毫克	利尿降尿酸，稳定血压

中、低嘌呤食物巧搭配

菜名	食物搭配	嘌呤含量
葱花胡萝卜汤	葱 10 克，胡萝卜 75 克，植物油 3 克	10.5 毫克 低
胡萝卜大米粥	胡萝卜 100 克，大米 80 克	23.6 毫克 低

痛风食疗方

胡萝卜炒西蓝花

材料 西蓝花 100 克，胡萝卜 25 克。

调料 盐、鸡精、水淀粉各适量。

做法

1. 西蓝花掰成小朵，洗净；胡萝卜洗净、切片。
2. 锅中烧水，沸腾后加点盐，将西蓝花和胡萝卜分别焯水，捞出沥干。
3. 锅中放入底油，油热后倒入西蓝花和胡萝卜，大火翻炒 2 分钟，然后加盐、鸡精，倒入水淀粉翻炒即可。

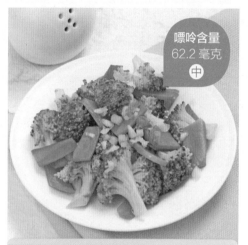

嘌呤含量
62.2 毫克
中

健康 / 烹饪提示 胡萝卜中所富含的胡萝卜素主要存在于皮下，食用胡萝卜时不要削皮后再吃。

胡萝卜烧羊肉

材料 羊肉 150 克，胡萝卜 100 克。

调料 植物油、料酒、酱油、姜片、干辣椒、孜然、橙皮、盐各适量。

做法

1. 羊肉洗净切块焯一下；胡萝卜洗净去皮，切成滚刀块。
2. 炒锅烧热，倒入适量油，煸香干辣椒、姜片、孜然和橙皮，放入羊肉，倒入料酒、酱油、盐、水，煮至羊肉软烂，最后加入胡萝卜煮至熟即可。

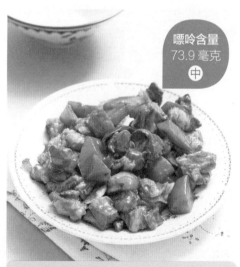

嘌呤含量
73.9 毫克
中

健康 / 烹饪提示 烹调胡萝卜时不要加醋，否则会造成胡萝卜素的流失。

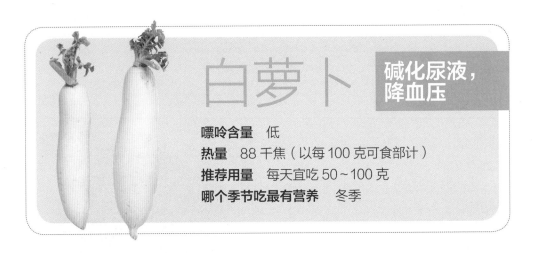

白萝卜 碱化尿液，降血压

嘌呤含量 低

热量 88 千焦（以每 100 克可食部计）

推荐用量 每天宜吃 50～100 克

哪个季节吃最有营养 冬季

抗痛风原理

白萝卜富含钾、镁等碱性矿物质，维生素及水分含量也较充足，嘌呤成分很少，是痛风患者良好的食材选择。白萝卜还能够扩张血管而降压。

健康吃法

白萝卜的维生素 C 含量在顶部 3～5 厘米处最多，宜于切丝、条，快速烹调；另外，白萝卜皮中含有大量的钙，所以烹调时最好不要去皮。

食用宜忌

✔白萝卜中含有芥子油、粗纤维等具有促消化、增食欲的物质，很适合老年人食用。

✘ 由于白萝卜性凉，因此，脾胃虚寒、积食不化的患者不宜食用。

宜食时期

痛风患者急性期和缓解期均可食用。

痛风优势营养素（每 100 克可食部）		
营养成分	含量	功效
维生素 C	21 毫克	防止体内尿酸升高
维生素 E	0.92 毫克	美容养颜，防衰抗老
叶酸	6.8 微克	预防贫血

中、低嘌呤食物巧搭配

菜名	食物搭配	嘌呤含量
萝卜丸子	白萝卜 200 克，土豆 100 克，面粉 100 克，鸡蛋 50 克	55.7 毫克 中
拌萝卜丝	白萝卜 200 克，醋、葱、姜各 5 克	17.3 毫克 低

痛风食疗方

白萝卜冰糖汁

材料　白萝卜300克，冰糖适量。

做法

1. 白萝卜洗净，切成薄片，放入碗内。
2. 在碗内加入冰糖，放置12小时，将溶出的糖水取出，饮用即可。

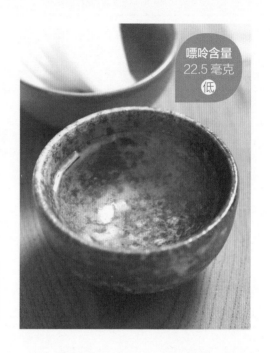

嘌呤含量
22.5毫克
低

健康／烹饪提示　此方对止咳有效，尤其适合初咳痰多、咽部疼痛患者。痛风并发糖尿病患者建议不放冰糖。

萝卜烧牛肉

材料　白萝卜、牛肉各100克，胡萝卜50克，板栗50克。

调料　葱、姜、酱油、陈酒、油各适量。

做法

1. 白萝卜和胡萝卜洗净，去皮，切成块；牛肉切块；板栗去皮。
2. 将牛肉放入盛好凉水的锅中煮至七成熟，捞出。
3. 锅中放油，将葱姜爆香，放牛肉、水、酱油、陈酒，大火烧开，放入白萝卜、胡萝卜、板栗，变软后收汁即可。

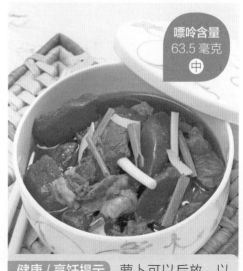

嘌呤含量
63.5毫克
中

健康／烹饪提示　萝卜可以后放，以保持爽脆的口感。

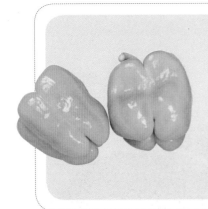

青椒　预防痛风并发症

嘌呤含量　低
热量　93 千焦（以每 100 克可食部计）
推荐用量　每天宜吃 60 克
哪个季节吃最有营养　夏季

抗痛风原理

青椒性温、味辛，可以缓解肌肉疼痛，有较强的解热镇痛效果。另外，由于其含有特殊的抗氧化物质——辣椒素，可以加速脂肪燃烧，对预防心脏病和冠状动脉硬化同样有好的作用。因此，适合痛风患者及有并发症的患者食用。

健康吃法

青椒采用炒、炝、凉拌等烹饪方法均可。

食用宜忌

✔青椒含有丰富的维生素 C，苦瓜含苦瓜素，两者一起食用，可以有效降低血脂。

✗眼疾患者、有消化道疾病的患者应少吃或忌食。患火热病证、肺结核及面瘫的人慎食。

宜食时期

痛风急性期和缓解期均可食用。

痛风优势营养素（每 100 克可食部）		
营养成分	含量	功效
胡萝卜素	340 毫克	保护眼睛和皮肤健康
维生素 A	57 微克视黄醇当量	保护视力，美容护肤
维生素 C	72 毫克	提高免疫力，抗氧化，防癌抗癌
钾	209 毫克	利尿、降压

中、低嘌呤食物巧搭配

菜名	食物搭配	嘌呤含量
青椒拌豆腐丝	青椒 50 克，豆腐丝 25 克	18.1 毫克 低
青椒炒肉丝	猪瘦肉 25 克，青椒 150 克，植物油 3 克	46.2 毫克 中

痛风食疗方

青椒炒鸡蛋

材料 新鲜青椒 100 克，鸡蛋 2 个。

调料 植物油、盐、香醋、葱花各适量。

做法

1. 青椒洗净切丝；鸡蛋磕入碗中打散。
2. 锅内放油，烧热，将蛋汁倒入，炒好倒出。
3. 锅内油烧热，放入葱花炝锅，然后放入青椒丝和盐炒几下，青椒丝绿色时，加入炒好的鸡蛋翻炒均匀，用醋烹一下即可。

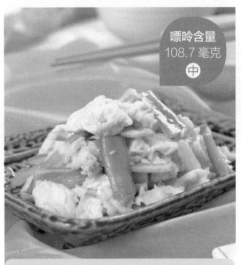

嘌呤含量
108.7 毫克
中

健康 / 烹饪提示 炒鸡蛋的时候要掌握好火候，避免鸡蛋炒得太老。

玉米粒炒青椒

材料 玉米粒 300 克，青尖椒 50 克，红尖椒 20 克。

调料 盐、白糖、油各适量。

做法

1. 玉米粒洗净；青、红尖椒洗净切丁，待用。
2. 锅置火上，放入油烧至八成热，放入玉米粒炒匀，翻炒到玉米粒表面略微焦糊。
3. 放入青、红尖椒丁一起翻炒半分钟左右，放入盐和白糖调味即可。

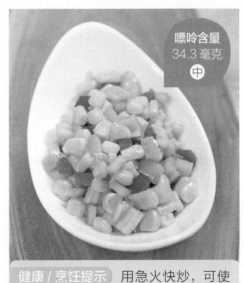

嘌呤含量
34.3 毫克
中

健康 / 烹饪提示 用急火快炒，可使青椒保持原有的色味。

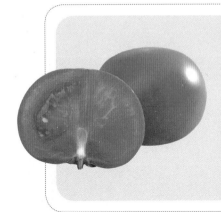

番茄

溶解更多尿酸

嘌呤含量　低
热量　79千焦（以每100克可食部计）
推荐用量　每天宜吃200克
哪个季节吃最有营养　四季

抗痛风原理

　　番茄含有维生素C、芸香苷、番茄红素等，可有效降低体内胆固醇，从而预防动脉粥样硬化和冠心病的发生。同时，番茄含有丰富的钾及碱性物质等，可碱化尿液，溶解尿酸盐，对痛风患者有很好的辅助治疗作用。

健康吃法

　　番茄生食、熟食都可以，但由于所含的番茄红素和胡萝卜素等属于脂溶性物质，因此，炒食或做汤食用更好。

食用宜忌

✔烹调番茄时可以加少许醋，这样能破坏番茄中的有害物质番茄碱。

✘因为番茄含有胶质、果质、柿胶酚等，若空腹食用，会导致这些物质与胃酸结合生成块状结石，造成胃部胀痛。

宜食时期

　　痛风急性期和缓解期均可食用。

痛风优势营养素（每100克可食部）

营养成分	含量	功效
维生素A	92微克视黄醇当量	增强免疫力，保护视力
维生素C	19毫克	提高免疫力，抗氧化，防癌抗癌
胡萝卜素	550微克	保护眼睛和皮肤健康

中、低嘌呤食物巧搭配

菜名	食物搭配	嘌呤含量
番茄炖豆腐	番茄100克，豆腐100克	59.6毫克 中
番茄炖牛腩	番茄100克，牛腩50克	63.4毫克 中
紫菜番茄蛋花汤	番茄100克，紫菜10克，鸡蛋50克	44.6毫克 中

痛风食疗方

番茄炒牛肉

材料　番茄 200 克，牛瘦肉 30 克。

调料　葱段、姜片、盐、绍酒、葱花、植物油各适量。

做法

1. 牛瘦肉洗净切块，加盐、绍酒、姜片、葱段拌匀，腌 30 分钟；番茄洗净，切块。

2. 锅内放油，烧至七成热，放葱花炒香，随即倒入牛肉翻炒，加适量的水。

3. 待牛肉九成熟，加入番茄块，待番茄炖熟后，加入盐即可。

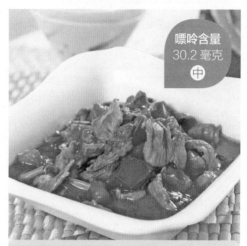

嘌呤含量
30.2 毫克
中

健康 / 烹饪提示　食用番茄时，同时喝酸奶，可以有效促进铁元素的吸收，有效补血。

番茄炒丝瓜

材料　丝瓜 150 克，番茄 100 克。

调料　葱花、盐、植物油各适量。

做法

1. 丝瓜去皮去蒂，洗净切片；番茄洗净，去蒂，切块。

2. 锅置火上，倒入植物油烧至六成热，加葱花炒出香味，然后放入丝瓜片和番茄块炒熟，用盐调味即可。

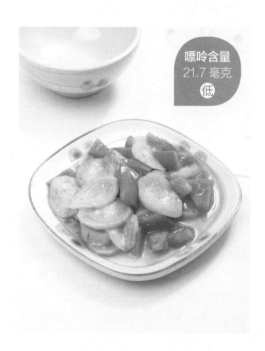

嘌呤含量
21.7 毫克
低

健康 / 烹饪提示　延长加热番茄的时间可获得较多的酸味，反之，则番茄的酸味较淡。

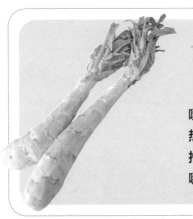

莴笋

利尿消炎，激活胰岛素

嘌呤含量 低

热量 63 千焦（以每 100 克可食部计）

推荐用量 每天宜吃 150 克

哪个季节吃最有营养 春季

抗痛风原理

体内胰岛素抵抗会导致肾小管吸收尿酸增加，造成尿酸排泄障碍，致使血尿酸增高。而莴笋中含有一种类似胰岛素的活性物质，可以激活胰岛素，从而防止高尿酸的出现。另外，莴笋中含钾量较高，有利于促进排尿。

健康吃法

焯莴笋时一定要注意时间和温度，焯的时间过长、温度过高会使莴笋绵软、不脆，还会造成营养流失。

食用宜忌

✔ 莴笋怕咸，盐要少放才能品出清香味。

✘ 扔掉莴笋叶子。莴笋叶富含维生素 C 和叶酸，其营养价值远高于莴笋茎。莴笋叶可生食，适合凉拌。

宜食时期

痛风急性期和缓解期均可食用。

痛风优势营养素（每 100 克可食部）

营养成分	含量	功效
水分	95.5 克	促进排尿
钾	212 毫克	利尿，促进尿酸排出
磷	48 毫克	维持骨骼健康
钙	23 毫克	健骨，调整血压
维生素 C	4 毫克	防止体内尿酸升高

中、低嘌呤食物巧搭配

菜名	食物搭配	嘌呤含量
海蜇拌莴笋	海蜇、莴笋各 150 克，红柿子椒 20 克	38.1 毫克 中
肉丝拌莴笋	莴笋 150 克，猪瘦肉 50 克	83.4 毫克 中
莴笋炒胡萝卜	莴笋 150 克，胡萝卜 80 克	29.9 毫克 中

痛风食疗方

山药木耳炒莴笋

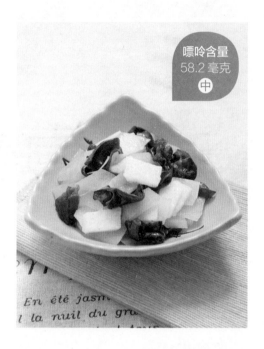

嘌呤含量
58.2 毫克
中

材料　莴笋 300 克，山药、水发黑木耳各 50 克。

调料　醋 5 克，葱丝、盐各 3 克。

做法

1. 莴笋去叶，去皮，切片；水发黑木耳洗净，撕成小朵；山药洗净，去皮，切片。
2. 山药片和黑木耳分别焯烫，捞出。
3. 油锅烧热，爆香葱丝，倒入莴笋片、黑木耳、山药片炒熟，放盐、醋调味即可。

健康 / 烹饪提示　为了避免维生素流失，应以大火快炒。

凉拌莴笋丝

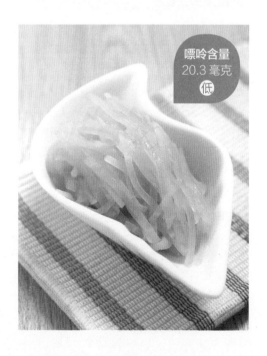

嘌呤含量
20.3 毫克
低

材料　莴笋 400 克。

调料　醋 6 克，盐、白糖、香油各少许。

做法

1. 莴笋去叶，削去皮，切成细丝。
2. 将莴笋丝放入容器中，放入盐、白糖、醋、香油拌匀即可。

健康 / 烹饪提示　也可以将莴笋丝用开水焯一下或温盐水泡一下后，再凉拌。

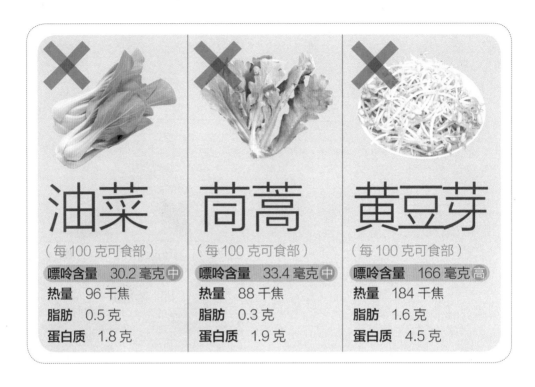

油菜
（每 100 克可食部）

嘌呤含量 30.2 毫克 中
热量 96 千焦
脂肪 0.5 克
蛋白质 1.8 克

茼蒿
（每 100 克可食部）

嘌呤含量 33.4 毫克 中
热量 88 千焦
脂肪 0.3 克
蛋白质 1.9 克

黄豆芽
（每 100 克可食部）

嘌呤含量 166 毫克 高
热量 184 千焦
脂肪 1.6 克
蛋白质 4.5 克

少吃的理由

这些蔬菜中所含的嘌呤虽然不高，但由于在一餐中，对这些蔬菜的摄入量比较多，容易摄入过多的嘌呤，对痛风患者不利，因此少食或慎食为妙。

应该怎么吃

这些蔬菜虽然在痛风急性期不宜食用，但是在食用前用水焯一下，可以去除50%~90%的嘌呤或草酸，痛风患者在缓解期可以进食。

每餐吃多少

这几种蔬菜每餐的食用量不宜过多，以减少嘌呤的摄入量。推荐每餐用量少于200克为宜。

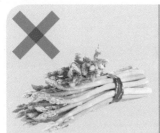
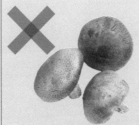
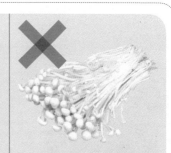

芦笋
（每 100 克可食部）

嘌呤含量	53.6 毫克 中
热量	79 千焦
脂肪	0.1 克
蛋白质	1.4 克

香菇
（每 100 克可食部）

嘌呤含量	214 毫克 高
热量	79 千焦
脂肪	0.3 克
蛋白质	2.2 克

金针菇
（每 100 克可食部）

嘌呤含量	60.9 毫克 中
热量	109 千焦
脂肪	0.4 克
蛋白质	2.4 克

中、低嘌呤食物搭配

菜名	食物搭配	嘌呤含量
油菜豆腐汤	油菜、豆腐各 50 克，植物油 3 克	30 毫克 中
双仁拌茼蒿	茼蒿 100 克，黑芝麻、花生仁各 25 克	55 毫克 中
黄豆芽紫菜汤	黄豆芽 150 克，紫菜 10 克	65 毫克 中
芦笋炒百合	芦笋 150 克，鲜百合 30 克，大蒜 10 克	55 毫克 中
香菇炒芹菜	香菇 30 克，芹菜 200 克，植物油 3 克	70 毫克 中
凉拌金针菇	金针菇 100 克，黄瓜 25 克，红柿子椒 15 克	65 毫克 中

水果类

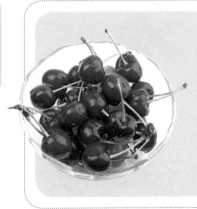

樱桃　缓解痛风性关节炎

嘌呤含量　低

热量　1326 千焦（以每 100 克可食部计）

推荐用量　每天宜吃 120 克

哪个季节吃最有营养　夏季

抗痛风原理

　　樱桃里的槲皮素等植物功能成分能抑制肿瘤生长，花青素则能降低痛风的发病概率。樱桃所含的有效抗氧化剂可以促进血液循环，有助尿酸的排泄，能缓解痛风性关节炎引起的不适。

健康吃法

　　痛风患者可经常吃樱桃、饮樱桃汁（樱桃 80 克，凉白开 1 杯。樱桃洗净后去核，放入果汁机中加凉白开搅成樱桃汁）。

食用宜忌

✔ 樱桃的颜色越深，其花青素的含量越多。所以紫色樱桃抗氧化作用最强，深红色樱桃次之，浅红色樱桃再次，黄色樱桃最小。

✔ 买的樱桃如果当时吃不完，最好保存在零下 1℃ 的冷藏条件下。

宜食时期

　　痛风急性期和缓解期均可食用。

痛风优势营养素（每 100 克可食部）

营养成分	含量	功效
胡萝卜素	210 微克	预防痛风合并心脑血管疾病
维生素 C	10 毫克	防止体内尿酸升高
钾	232 毫克	利尿降尿酸，调整血压
维生素 E	2.22 毫克	改善微循环，保护血管健康

中、低嘌呤食物巧搭配

菜名	食物搭配	嘌呤含量
樱桃豆腐	豆腐 100 克，樱桃 50 克	63.5 毫克 中
樱桃黄瓜汁	黄瓜 100 克，樱桃 80 克	28.2 毫克 中
番茄樱桃汁	番茄 100 克，樱桃 50 克	12.7 毫克 低

痛风食疗方

樱桃苹果汁

材料 苹果 200 克，樱桃 100 克。

做法

1. 将樱桃洗净，去蒂除核；苹果洗净，去皮去核，切块。
2. 将苹果块和樱桃放入榨汁机中榨成汁即可。

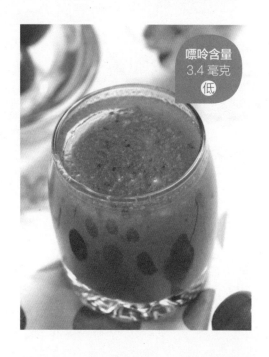

嘌呤含量
3.4 毫克
低

健康 / 烹饪提示 痛风患者锻炼后喝上一杯樱桃汁可以减轻肌肉酸痛。

樱桃粥

材料 樱桃 7 颗，糯米 20 克，大米 50克。

调料 白糖少许。

做法

1. 大米和糯米洗净，熬粥。
2. 樱桃去核，切丁。
3. 白糖化成糖水，倒入粥内，加入樱桃丁即可。

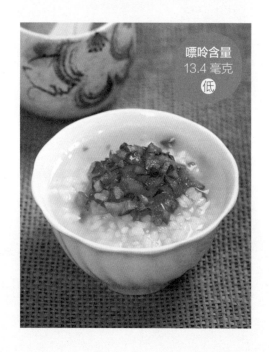

嘌呤含量
13.4 毫克
低

健康 / 烹饪提示 热证及虚热咳嗽者慎食樱桃粥。

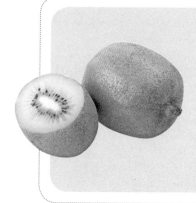

猕猴桃 防止体内尿酸升高

嘌呤含量 低

热量 67 千焦（以每 100 克可食部计）

推荐用量 每天宜吃 100 克

哪个季节吃最有营养 秋季

抗痛风原理

猕猴桃被称为"维生素 C 之王"，其所含维生素 C 在人体内利用率高达 94%。维生素 C 有助于预防体内尿酸水平升高。另外，猕猴桃含较多的钾，有利尿通淋的功效，可以促进尿酸的排泄。

健康吃法

猕猴桃一次不宜多吃，痛风患者每天只需吃一个中等大小的猕猴桃鲜果或饮一杯猕猴桃汁即可。

食用宜忌

✔ 猕猴桃一定要放熟才能食用。如果希望猕猴桃早点成熟，可将其和已经成熟的其他水果（如香蕉、苹果）放在一起。

✘ 空腹吃。猕猴桃食用时间以饭后 1~3 小时较为合适（因为猕猴桃富含蛋白酶，可以帮助消化）。

宜食时期

痛风急性期和缓解期均可食用。

痛风优势营养素（每 100 克可食部）		
营养成分	含量	功效
维生素 C	62 毫克	防止体内尿酸升高
维生素 E	2.43 毫克	改善微循环，保护血管健康
钾	144 毫克	利尿降尿酸，调整血压

中、低嘌呤食物巧搭配

菜名	食物搭配	嘌呤含量
猕猴桃黄瓜汁	猕猴桃 100 克，黄瓜 50 克	26.3 毫克 中
猕猴桃梨汁	猕猴桃 100 克，梨 120 克	15.9 毫克 低
猕猴桃米酪	猕猴桃 100 克，大米 30 克	19.9 毫克 低

痛风食疗方

猕猴桃杏汁

材料 猕猴桃 100 克，杏 30 克。

做法

1. 猕猴桃洗净，去皮，切小丁；杏洗净，去皮去核，切小丁。
2. 猕猴桃丁和杏肉丁一同放入榨汁机中榨汁，倒入杯中饮用即可。

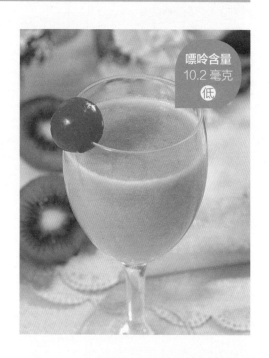

嘌呤含量
10.2 毫克
低

健康 / 烹饪提示 打汁时也要将猕猴桃子嚼碎吃掉，更有利于子中营养成分的吸收。

银耳猕猴桃羹

材料 猕猴桃 100 克，银耳 10 克，莲子 10 克。

调料 冰糖少许。

做法

1. 猕猴桃去皮，切丁；莲子洗净；银耳用水泡发 30 分钟，去蒂，撕成小朵。
2. 锅内放水，加入银耳，大火烧开，加入莲子，转中火熬煮 40 分钟。
3. 加入冰糖，倒入猕猴桃丁，搅拌均匀即可。

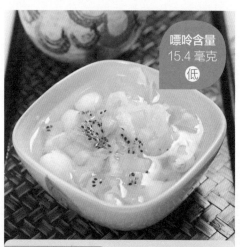

嘌呤含量
15.4 毫克
低

健康 / 烹饪提示 莲子洗干净，然后用水浸泡，煮的时候将莲子与水一起下锅。

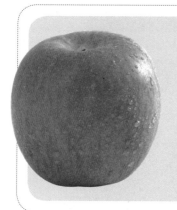

苹果

改善体内酸碱环境

嘌呤含量 低

热量 218 千焦（以每 100 克可食部计）

推荐用量 每天宜吃 200 克

哪个季节吃最有营养 四季

抗痛风原理

苹果属于碱性食物，可以快速中和体内过多的酸性物质，碱化尿液，并能促进结晶尿酸的溶解、排出。适合痛风患者适量食用。

健康吃法

苹果含有较多的可溶性纤维，可促进脂肪排出；另外苹果还可增加饱腹感，饭前适量进食可以达到减肥的目的。

食用宜忌

✔ 饭后马上吃苹果易影响消化，而且容易出现腹胀等不适感。因此，想吃苹果，应在饭后过一段时间吃为宜。

✘ 苹果与洋葱二者同食可保护心脏，减少心脏病的发病率。

宜食时期

痛风急性期和缓解期均可食用。

痛风优势营养素（每 100 克可食部）		
营养成分	含量	功效
维生素 B$_2$	0.02 毫克	预防口腔溃疡
维生素 E	2.12 微克	抗氧化，延缓衰老，美容养颜
钾	119 毫克	利尿降尿酸，稳定血压
锌	0.19 毫克	提高胰岛素活性，预防痛风
膳食纤维	1.2 克	稳定血糖、血压、血尿酸

中、低嘌呤食物巧搭配

菜名	食物搭配	嘌呤含量
香蕉苹果牛奶饮	苹果 150 克，香蕉 100 克，牛奶 150 毫升	3.2 毫克 低
苹果红薯汤	苹果 100 克，红薯 10 克，麦芽 10 克	2.8 毫克 低

痛风食疗方

苹果萝卜果蔬汁

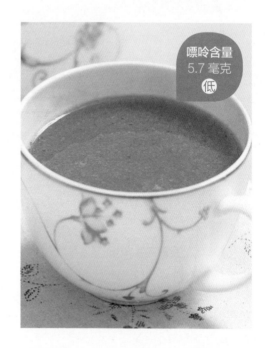

嘌呤含量
5.7 毫克
低

材料 苹果100克，胡萝卜、芹菜梗各
25克。

做法

1. 胡萝卜洗净，切丁；苹果洗净，去蒂
去核，切丁；芹菜梗洗净，切丁。

2. 胡萝卜丁、苹果丁和芹菜丁分别放入
榨汁机中榨汁。

健康/烹饪提示 芹菜梗可换成牛奶，
味道会有牛奶的香浓。

苹果麦片粥

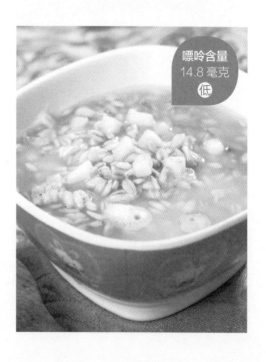

嘌呤含量
14.8 毫克
低

材料 燕麦片50克，苹果200克。
调料 蜂蜜适量。

做法

1. 苹果洗净，去皮，去蒂，去核，切成
小丁。

2. 锅置火上，加水适量，加入燕麦片，
用大火煮沸。

3. 放入苹果丁，用小火熬煮至黏稠，加
蜂蜜调味即可。

健康/烹饪提示 苹果在榨汁或做汤、
粥时，应去掉苹果核。

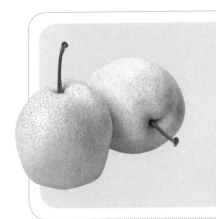

梨

预防痛风性关节炎

嘌呤含量 低
热量 184 千焦（以每 100 克可食部计）
推荐用量 每天宜吃 60~80 克
哪个季节吃最有营养 四季

抗痛风原理

梨有"百果之宗"和"天然矿泉水"的美誉，入肺、胃经，有生津止渴、清热化痰的功效。其中含有丰富的维生素和果胶，有保护心脏以及促进尿酸排出等功效，对预防痛风性关节炎等有很大帮助，适合痛风患者经常食用。

健康吃法

梨既可以生食，又可以和其他食材一起煲汤食用。通常，将梨煮熟后食用，可去其寒性，释放去燥润肺的功效。

食用宜忌

✔ 生吃梨可显著缓解上呼吸道感染引起的咽喉干痒、声音嘶哑等症状。

✘ 梨性寒，一次不宜多吃。脾胃虚寒、腹部冷痛和血虚者应少吃。

宜食时期

痛风急性期和缓解期都可食用。

痛风优势营养素（每 100 克可食部）		
营养成分	**含量**	**功效**
膳食纤维	3.1 克	通便降压，调控血糖
维生素 C	6 毫克	防止体内尿酸升高
维生素 E	1.34 毫克	保护血管健康
钾	92 毫克	利尿，促进尿酸排出
水分	85.8 克	促进排尿

中、低嘌呤食物巧搭配

菜名	食物搭配	嘌呤含量
梨子大米粥	梨 150 克，大米 20 克	5.3 毫克 低
菊花雪梨茶	雪梨 150 克，杭白菊 20 朵，枸杞子 10 粒	5.6 毫克 低

痛风食疗方

冰糖蒸梨

材料 梨 200 克。

调料 冰糖 10 克。

做法

1. 梨洗净，去皮，切半去核。
2. 将冰糖放在梨核的位置，放入碗里，上锅隔水蒸 15 分钟左右即可。

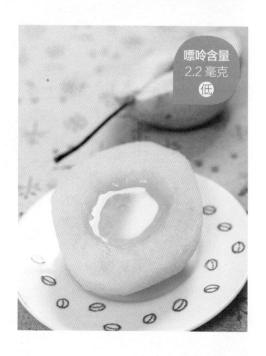

嘌呤含量
2.2 毫克
低

健康 / 烹饪提示 由于梨含有的水分很多，蒸梨时会流出很多甜汤，应选择大的容器来盛。本品对治疗咳嗽很有帮助，嗓子不好的人可多喝一些。

雪梨番茄汤

材料 雪梨 200 克，番茄 200 克。

调料 冰糖 5 克。

做法

1. 雪梨和番茄洗干净，雪梨去核去皮，切块，番茄切块。
2. 雪梨、番茄放入锅中，加适量清水煮开。
3. 小火煮 10～15 分钟，加入冰糖溶化即可。

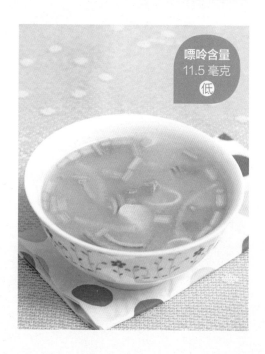

嘌呤含量
11.5 毫克
低

健康 / 烹饪提示 此汤可稍加些番茄酱，味道和色泽会更佳。

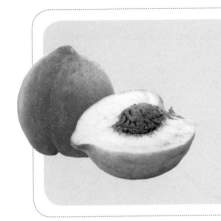

桃
利尿，辅助降血压

嘌呤含量 低

热量 201 千焦（以每 100 克可食部计）

推荐用量 每天宜吃 50 克

哪个季节吃最有营养 四季

抗痛风原理

桃中含有的钾多于钠，利于尿酸排出，防止沉积，可有效预防痛风。另外，钾可以帮助体内排除多余的钠，有助于降压，适合痛风合并高血压患者食用。

健康吃法

桃子最好放在室温中，以发挥其香味和甘味，增进食欲。

食用宜忌

✔ 葡萄柚和桃子搭配，可以促进机体对铁的吸收，预防贫血，增强抵抗力。

✘ 口干、口渴、便秘、咽喉疼痛者应该少吃或不吃桃子。

宜食时期

痛风急性期和缓解期可以适量食用。

痛风优势营养素（每 100 克可食部）		
营养成分	含量	功效
维生素 E	1.54 毫克	提高免疫力，抗氧化，防衰抗老
烟酸	0.7 毫克	扩张血管，降血压
糖类	12.2 克	促进尿酸的排出
维生素 E	1.54 毫克	保护血管健康
钾	166 毫克	利尿降压

中、低嘌呤食物巧搭配

菜名	食物搭配	嘌呤含量
鲜桃奶昔	桃子 100 克，酸奶 100 克，冰激凌 70 克	1.3 毫克 低
桃子枸杞银耳汤	桃子 100 克，枸杞子 20 克，蜂蜜 30 克，银耳 10 克	18.1 毫克 低

痛风食疗方

鲜桃大米粥

材料　鲜桃 80 克，大米 100 克，苹果
　　　　50 克，核桃仁 20 克。

调料　白糖少许。

做法

1. 鲜桃、苹果洗净，去核、切丁。
2. 大米洗净放入锅内，加水烧沸。
3. 加入核桃仁，换用小火煮成稀粥，将
   鲜桃丁、水果丁都放入粥内继续煮一
   会儿，加入白糖调味即可。

健康 / 烹饪提示　痛风患者做这道粥
时糖要少放。

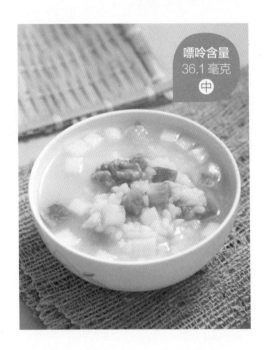

嘌呤含量
36.1 毫克
中

香蕉拌桃

材料　香蕉、鲜桃各 200 克。

调料　柠檬汁适量。

做法

1. 香蕉去皮，切片；鲜桃洗净，去皮去
   核，切片。
2. 切好的香蕉片和鲜桃片一同放入盘内，
   均匀地淋上柠檬汁即可。

健康 / 烹饪提示　痛风合并糖尿病患
者慎食香蕉拌桃。

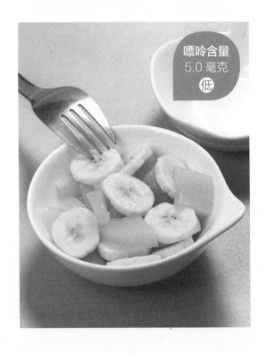

嘌呤含量
5.0 毫克
低

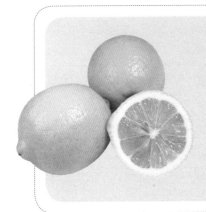

柠檬 **预防痛风性肾结石**

嘌呤含量 低

热量 146 千焦（以每 100 克可食部计）

推荐用量 每天宜吃 1~2 片

哪个季节吃最有营养 四季

抗痛风原理

柠檬富含维生素 C 和枸橼酸，能促进造血，帮助消化，加速创伤恢复。枸橼酸与钙结合可以减少血液凝固，预防高血压和心肌梗死。其中的枸橼酸钾能抑制钙盐的结晶，起到防止肾结石的功效。

健康吃法

柠檬一般不生食，而是加工成饮料或食品。常见的有柠檬汁、柠檬皮等，因可以防止与消除色素沉着，起到美容养颜的作用，女性应适量多食。

食用宜忌

✔ 高血压及肾病患者可以用柠檬汁调味，减少用盐，以帮助控制盐的摄入量。

✘ 消化道溃疡、慢性肠胃疾病患者不宜食用柠檬。

宜食时期

痛风急性期和缓解期都可食用。

痛风优势营养素（每 100 克可食部）		
营养成分	含量	功效
维生素 C	22 毫克	提高免疫力
钾	209 毫克	利尿、降压
钙	101 毫克	维持骨骼、牙齿健康
镁	37 毫克	保护心脑血管
维生素 E	1.14 毫克	改善微循环，保护血管健康，抗衰老

中、低嘌呤食物巧搭配

菜名	食物搭配	嘌呤含量
柠檬薏米水	柠檬 150 克，薏米 75 克	23.9 毫克 低

痛风食疗方

橙子葡萄柠檬汁

材料 橙子 150 克，葡萄 100 克，柠檬 50 克。

做法

1. 橙子去皮去子，切小块；葡萄洗净，切对半；柠檬去皮去子，切小块。
2. 将上述材料放入果汁机中，加入适量凉白开搅打均匀即可。

> **健康 / 烹饪提示** 葡萄连皮带子榨汁保健价值更高。每种果汁所含的酚类物质成分不同，抗氧化活性也不同，混饮更有助于保护心脑血管的健康。

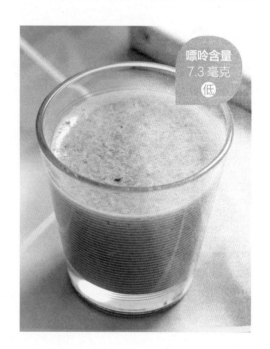

嘌呤含量 7.3 毫克 低

番茄橘子汁

材料 番茄 150 克，橘子 100 克，柠檬 25 克

调料 冰糖 5 克。

做法

1. 番茄洗净，去皮，切小块；橘子洗净，去皮去子，切小块；柠檬洗净，去皮和子，切小块。
2. 将上述材料放入果汁机中，加适量水搅打均匀，装杯后加入冰糖调匀即可。

> **健康 / 烹饪提示** 1 个柠檬一次用不了，可以切片后放入制冰格中冷冻，制成柠檬冰，做饮品时直接放入。

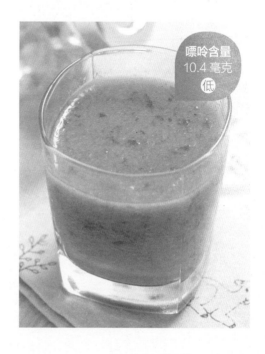

嘌呤含量 10.4 毫克 低

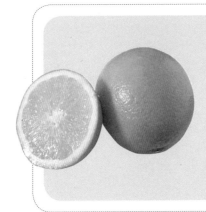

橙子

富含维生素 C 可降尿酸

嘌呤含量 低

热量 197 千焦（以每 100 克可食部计）

推荐用量 每天宜吃 100 克

哪个季节吃最有营养 四季

抗痛风原理

橙子中芸香苷、维生素 C 含量丰富，可以增强毛细血管的柔韧性；而所含的果胶可以促进胆固醇和脂类排出，具有降脂和预防痛风发生的作用。

健康吃法

因为橙子皮和子中含有丰富的黄酮类物质，远高于果肉部分，这类物质有调节心脑血管等保健作用，痛风合并高脂血症的病人，可将橙子连皮带子一起榨汁，在吃饭的时候喝。

食用宜忌

✔ 胸膈满闷者、恶心欲吐者及饮酒过多、宿醉未醒者可以适当多食些橙子。

✘ 未成熟的橙子含较多草酸、苯甲酸等，容易与食物中的蛋白质结合生成不易消化的沉淀物，影响人体对蛋白质的吸收，甚至会引起消化不良。因此，不宜吃未成熟的橙子。

宜食时期

痛风急性期和缓解期都可食用。

痛风优势营养素（每 100 克可食部）

营养成分	含量	功效
水分	87.4 克	促进尿酸排出
维生素 A	27 微克视黄醇当量	增强免疫力，保护视力
维生素 C	33 毫克	提高免疫力
胡萝卜素	160 微克	明目，保护心脑血管，抗衰老

中、低嘌呤食物巧搭配

菜名	食物搭配	嘌呤含量
鲜橙蒸蛋	鲜橙子 100 克，鸡蛋 1 个	53.0 毫克 中

痛风食疗方

橙子炒饭

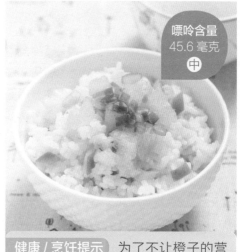

嘌呤含量
45.6 毫克
中

材料 橙子 50 克，青椒 30 克，鲜玉米粒 50 克，米饭 200 克。

调料 葱花、植物油、盐、味精各适量。

做法

1. 橙子去皮取果肉，切成小块；青椒洗净切丁；鲜玉米粒洗净。

2. 锅置火上，倒入植物油烧至六成热，放入葱花爆香，将除米饭外的食材一起放入锅内，翻炒均匀，再倒入米饭同炒，最后加盐、味精调味即可。

健康 / 烹饪提示 为了不让橙子的营养成分流失，可最后放入橙肉关火翻炒均匀。

葡萄鲜橙汁

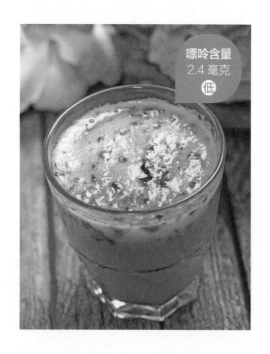

嘌呤含量
2.4 毫克
低

材料 葡萄 100 克，鲜橙子 50 克。

调料 蜂蜜适量。

做法

1. 葡萄洗净，去子切碎；橙子去皮，切丁。

2. 将备好的食材放入果汁机中，加适量水搅打，打好后加入蜂蜜调匀即可。

健康 / 烹饪提示 吃橙子前后 1 小时内不要喝牛奶，因为牛奶中的蛋白质遇到果酸会凝固，影响消化吸收。

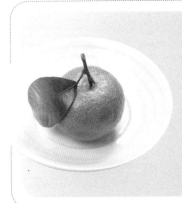

橘子

防止动脉硬化

嘌呤含量 低

热量 213 千焦（以每 100 克可食部计）

推荐用量 每天宜吃 1~3 个

哪个季节吃最有营养 秋季

抗痛风原理

橘子是低热量食物，其脂肪的含量也很少，是肥胖患者的良好选择之一。橘子也是维生素 C 和钾的丰富来源，对预防痛风、动脉粥样硬化和高血压有很好的疗效。适合痛风及合并高血压的患者食用。

健康吃法

橘子可剥皮生食或绞汁饮用。但橘子通过火烤，其燥烈之性消除而药性仍存，可通络、理气、消滞、扩张支气管，因此，高脂血症病人最好的选择是烤着吃。

食用宜忌

✔ 食用橘子时，应连同橘瓣上的白色经络——橘络一起食用，它可维持血管正常弹性和密度，预防毛细血管渗血及糖尿病患者发生视网膜出血等。

✘ 橘子不宜和豆浆一起食用：豆浆含有的蛋白质与橘子所含的果酸会发生反应，从而影响蛋白质的消化与吸收，降低蛋白质的营养价值。

宜食时期

痛风急性期和缓解期均可食用。

痛风优势营养素（每 100 克可食部）		
营养成分	含量	功效
维生素 C	35 毫克	降低血液中的尿酸水平
胡萝卜素	490 微克	维持眼睛和皮肤健康
钾	128 毫克	利尿、降压

中、低嘌呤食物巧搭配

菜名	食物搭配	嘌呤含量
橘皮粥	干橘皮 10 克，大米 50 克	9.4 毫克 低
橘子番茄汁	橘子 100 克，番茄 100 克	6.8 毫克 低

痛风食疗方

橘瓣银耳羹

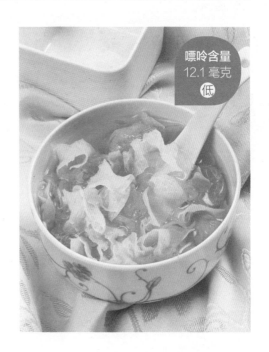

嘌呤含量
12.1 毫克
低

材料　橘子 100 克，银耳 10 克。

做法

1. 银耳用清水泡发，择洗干净，去蒂，撕成小朵；橘子洗净，去皮，分瓣。
2. 锅置火上，放入银耳和适量清水，大火烧开后转小火煮至汤汁略稠，加橘子瓣即可。

健康 / 烹饪提示　橘瓣银耳羹可以滋养肺胃、生津润燥、化痰止咳，很适合痛风患者秋季食用。

橘子炒西葫芦

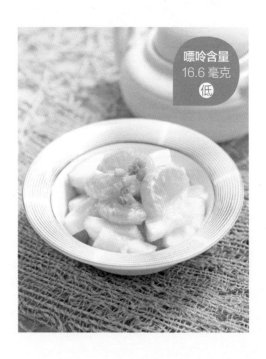

嘌呤含量
16.6 毫克
低

材料　西葫芦 200 克，橘子 100 克。

调料　葱、蒜、植物油、盐各适量。

做法

1. 橘子去皮剥瓣；西葫芦切开，去子，切成厚片；葱和蒜切碎。
2. 西葫芦用开水焯一下，捞出晾凉。
3. 锅热放油，爆香蒜末，加入西葫芦翻炒片刻。放入橘瓣，加盐、葱花炒匀即可。

健康 / 烹饪提示　剖橘子时，不要将橘瓤外白色的筋络去掉，因为它具有通络化痰、顺气活血之功。

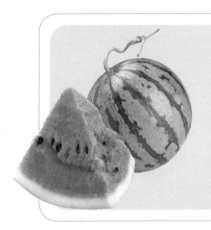

西瓜

利尿消肿，降尿酸

嘌呤含量 低

热量 105 千焦（以每 100 克可食部计）

推荐用量 每天宜吃 200 克

哪个季节吃最有营养 夏季

抗痛风原理

西瓜基本不含嘌呤，所含的瓜氨酸是形成尿液的主要成分，因此，西瓜有利尿消肿作用，痛风急性期尤为适宜食用西瓜，可降低血中的高尿酸。

健康吃法

我们通常口含的"西瓜霜"就是西瓜皮制成的，治口疮、咽喉炎有很好效果，因此西瓜皮不可丢弃，鲜嫩的瓜皮还是润泽皮肤的良材。

食用宜忌

✔ 鲜嫩的西瓜皮可以增加皮肤弹性、减少皱纹，是爱美人士的高效经济之选。

✘ 心衰或肾功能不好的患者应少食西瓜，以减少心脏和肾脏的负担。

宜食时期

痛风急性期和缓解期均可食用。

痛风优势营养素（每 100 克可食部）

营养成分	含量	功效
糖类	5.8 克	促进新陈代谢
胡萝卜素	450 微克	降低体内自由基，提高免疫力
钾	87 毫克	利尿、降压
水分	93 克	有利尿作用，促进尿酸的排出

中、低嘌呤食物巧搭配

菜名	食物搭配	嘌呤含量
西瓜鲜奶汁	西瓜瓤、鲜牛奶各 250 克，白砂糖 300 克	2.8 毫克 低
西瓜拌木耳	西瓜皮 200 克，木耳 25 克	4.4 毫克 低

痛风食疗方

西瓜皮鸡蛋汤

材料　西瓜皮200克，鸡蛋1个，番茄1个。

调料　香油、盐各适量。

做法

1. 西瓜皮剥掉绿皮、红瓤，切细条；番茄切片；鸡蛋打散。

2. 汤锅加水，加入西瓜皮条后，依次加番茄片、淋上鸡蛋液，加盐、香油调味即可。

健康 / 烹饪提示　打鸡蛋液之前，加些水淀粉，可使打出的蛋花更加美观。

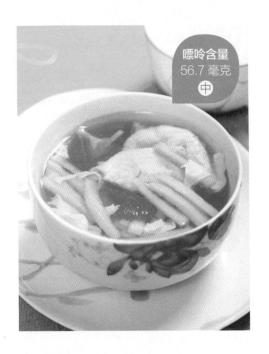

嘌呤含量
56.7 毫克
中

绿豆西瓜饮

材料　绿豆20克，西瓜皮100克。

做法

1. 绿豆洗净，清水浸泡4小时；西瓜皮洗净，去绿皮、红瓤，切丁。

2. 绿豆放入锅中，加适量水，大火烧沸后，用小火煮熟，倒入西瓜皮丁煮沸即可。

健康 / 烹饪提示　脾胃虚寒者慎食此饮。

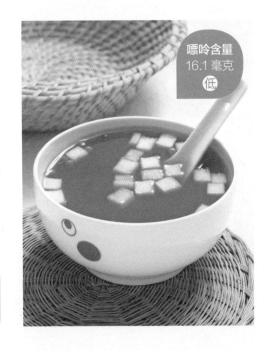

嘌呤含量
16.1 毫克
低

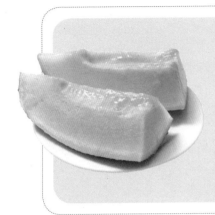

哈密瓜

利尿，加速尿酸排出

嘌呤含量 低

热量 142 千焦（以每 100 克可食部计）

推荐用量 每天宜吃 90 克

哪个季节吃最有营养 夏季

抗痛风原理

中医认为，哈密瓜具有利小便、通三焦的功效，从而促使痛风患者通过排尿排出尿酸。另外，每天吃适量哈密瓜可以补充维生素 C，能确保机体正常新陈代谢，减少尿酸的合成。

健康吃法

哈密瓜生食或做成蜜饯都可，但由于哈密瓜含糖量较高，痛风合并糖尿病者应少食或不食。

食用宜忌

✔ 哈密瓜老少皆宜。由于对人体造血功能有促进作用，有贫血症状的患者可作为食疗的选择。

✘ 由于哈密瓜含糖量较多，患有糖尿病的人应慎食。哈密瓜性凉，脾胃虚弱的患者也不宜多食，以免引起腹泻。

宜食时期

痛风急性期和缓解期均可食用。

痛风优势营养素（每 100 克可食部）		
营养成分	含量	功效
水分	91 克	促进尿酸排出
维生素 C	12 毫克	减少皱纹，增加皮肤弹性
胡萝卜素	920 微克	降低体内自由基，提高免疫力
钾	190 毫克	利尿、降压

中、低嘌呤食物巧搭配

菜名	食物搭配	嘌呤含量
哈密瓜汁	哈密瓜 250 克，白糖 25 克	10.0 毫克 低

痛风食疗方

哈密瓜银耳汤

材料 哈密瓜 200 克，银耳 5 克。

调料 盐、陈皮各适量。

做法

1. 哈密瓜洗净，去皮、去子、切块；银耳泡发；陈皮浸软；备用。

2. 放适量的水在锅内，加入备好的材料，用大火煮 5 分钟。

3. 转慢火再煮 15 分钟，加盐调味即可。

健康 / 烹饪提示 哈密瓜银耳汤性凉，不宜吃得过多，以免引起腹泻。

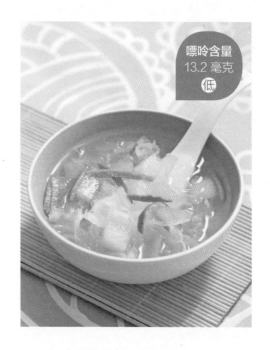

嘌呤含量
13.2 毫克
低

高纤维消脂饮

材料 菠萝（去皮）100 克，番茄 100 克，哈密瓜 50 克。

做法

1. 菠萝肉切小块，放淡盐水中浸泡约 15 分钟，捞出冲洗一下；番茄洗净，切小丁；哈密瓜去皮、去子，切小块。

2. 将上述食材放入果汁机中，加入适量饮用水搅打，打好后加入蜂蜜调匀即可。

健康 / 烹饪提示 胃酸者慎饮高纤维消脂饮。番茄最好去皮后再榨汁。

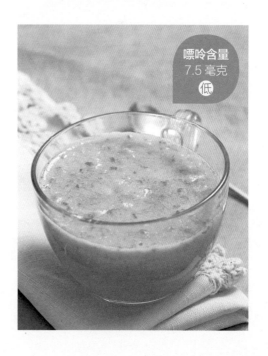

嘌呤含量
7.5 毫克
低

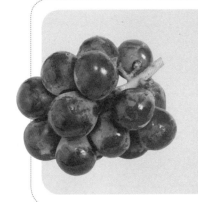

葡萄

清热利尿，保护心脑血管

嘌呤含量 低

热量 180 千焦（以每 100 克可食部计）

推荐用量 每天宜吃 100 克

哪个季节吃最有营养 夏、秋季

抗痛风原理

葡萄能补气血、利小便、舒筋活血，可以促进体内的新陈代谢，有助于尿酸的排出。另外，在葡萄的皮、子和汁中有一种天然的抗胆固醇物质，能对抗人体血清胆固醇和降低血小板的凝集力，从而可以预防痛风合并心脑血管疾病。

健康吃法

葡萄的皮和子聚集了大部分营养，具有极高的抗氧化活性，可以降血脂、抗癌、抗辐射、预防心脑血管疾病等，因此吃葡萄时最好带皮和子吃，可以榨汁饮用，使得葡萄所含的营养成分得到充分吸收。

食用宜忌

✔ 葡萄中含有抗癌的白藜芦醇，可以防止健康细胞癌变，并阻止癌细胞扩散，癌症患者可适量多食。

✘ 葡萄的含糖量很高且很容易被吸收，有糖尿病的患者不宜食用。

宜食时期

痛风急性期和缓解期均可食用。

痛风优势营养素（每 100 克可食部）		
营养成分	含量	功效
维生素 C	25 毫克	减少皱纹，增加皮肤弹性
维生素 E	0.7 微克	抗氧化，防衰老，调节内分泌

中、低嘌呤食物巧搭配

菜名	食物搭配	嘌呤含量
葡萄大米粥	鲜葡萄 30 克，大米 50 克	9.5 毫克 低
葡萄猕猴桃饮品	鲜葡萄 100 克，猕猴桃 50 克	25.9 毫克 中
番茄葡萄汁	鲜葡萄 100 克，番茄 100 克	5.5 毫克 低

痛风食疗方

葡萄汁浸山药

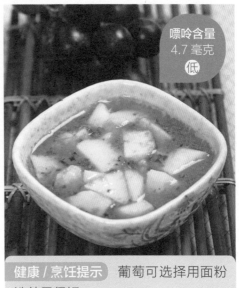

嘌呤含量
4.7 毫克
低

材料　葡萄 100 克，山药 100 克，面粉
　　　　10 克。

调料　蜂蜜、砂糖、盐各适量。

做法

1. 葡萄用面粉洗净，控水；山药去皮，
   开水烫一下，捞出晾凉，切块待用。

2. 取葡萄放入果汁机打成汁。蒸锅加水
   烧开放入山药，中火蒸 10 分钟。

3. 将晾凉的山药丁倒入葡萄汁的碗里，
   加砂糖、蜂蜜、盐调匀，放入冰箱保
   鲜室里冷藏 1 小时即可。

健康 / 烹饪提示　葡萄可选择用面粉
洗效果很好。

葡萄柠檬汁

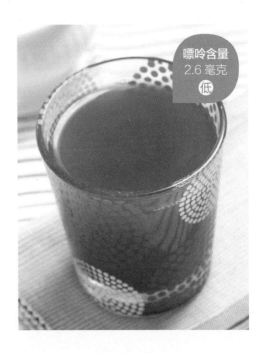

嘌呤含量
2.6 毫克
低

材料　葡萄 100 克，柠檬 50 克。

调料　蜂蜜适量。

做法

1. 葡萄洗净，切开去子；柠檬洗净，去
   皮和子，切小块。

2. 将上述材料和适量饮用水一起放入
   果汁机中搅打，打好后加入蜂蜜调
   匀即可。

健康 / 烹饪提示　消化功能好的人，
可以不用去掉葡萄子（有延缓衰老、
保护动脉血管的作用），将葡萄整粒
榨汁。胃酸者慎饮葡萄柠檬汁。

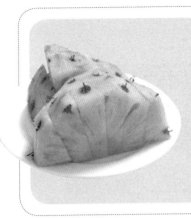

菠萝

溶解沉积的尿酸盐

嘌呤含量 低

热量 172 千焦（以每 100 克可食部计）

推荐用量 每天宜吃 100 克

哪个季节吃最有营养 夏季

抗痛风原理

中医认为，菠萝具有清热生津、利小便的作用，可以促进尿酸的排出。现代医学认为，菠萝富含钾，是一种能使组织中沉积的尿酸盐溶解的碱性水果。

健康吃法

菠萝直接吃很酸涩，将其切片泡在盐水中涩味会消除，同时还可以避免过敏发生。

食用宜忌

✔ 菠萝含菠萝蛋白酶，可分解猪肉中的蛋白，促进人体消化吸收，因此菠萝和猪肉搭配是不错的选择。

✘ 菠萝中的蛋白酶能溶解纤维蛋白和酪蛋白，消化道有溃疡、患严重肝肾疾病或者血液凝固功能不全者忌食菠萝。

宜食时期

痛风急性期和缓解期均可食用。

痛风优势营养素（每 100 克可食部）		
营养成分	含量	功效
维生素 C	18 毫克	维持正常的消化功能
钾	113 毫克	稳定血压，促进排尿
水分	88.4 克	促进新陈代谢，利尿

中、低嘌呤食物巧搭配

菜名	食物搭配	嘌呤含量
菠萝鸡丁	菠萝 100 克，鸡胸肉 100 克，青红椒各 50 克	78.3 毫克 中
菠萝糖水	菠萝 200 克，冰糖 30 克	1.8 毫克 低

痛风食疗方

菠萝蜂蜜汁

材料　鲜菠萝 200 克。

调料　蜂蜜 10 毫升。

做法

1. 菠萝洗净削皮，切成约 3 厘米见方的块丁，榨汁备用。
2. 果汁倒入锅内，用文火煎至果汁变稠，加入蜂蜜，搅拌均匀即可。

健康 / 烹饪提示　菠萝含有强酵素，不宜空腹吃，所以最好饭后食用。

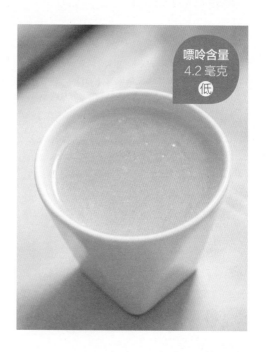

嘌呤含量
4.2 毫克
低

菠萝咕咾肉

材料　菠萝肉 100 克，猪里脊肉 100 克，青椒、红柿子椒各 25 克。

调料　油、醋、盐、番茄酱、鸡精各适量。

做法

1. 菠萝肉切块；猪里脊肉洗净，切小块，放入开水锅中焯一下；青椒、红柿子椒分别洗净切片。
2. 锅中倒油，放水、醋、盐、鸡精和番茄酱，搅拌均匀后放菠萝块、焯好的肉块、青椒片和红柿子椒片翻炒 2 分钟即可。

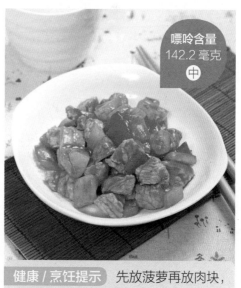

嘌呤含量
142.2 毫克
中

健康 / 烹饪提示　先放菠萝再放肉块，这样才能保持肉味香浓。

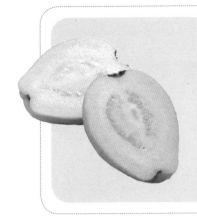

番石榴

适宜痛风并发糖尿病患者

嘌呤含量 低

热量 172 千焦（以每 100 克可食部计）

推荐用量 每天宜吃 100 克

哪个季节吃最有营养 秋、冬季

抗痛风原理

番石榴营养丰富，维生素 C 含量很高，能有效预防贫血；果肉有良好的控制血糖和降糖的作用，适合痛风合并糖尿病患者食用。

健康吃法

由于番石榴有很好的降糖效果，除了生食以外，采用榨汁的方式可保留子的营养成分，对痛风合并糖尿病症状有明显的减轻效用。

食用宜忌

✔ 一般人群均可食用。是高血压、糖尿病、肥胖症及肠胃不佳者理想的食用水果。

✘ 番石榴有收敛的作用，肝热的人应慎食。

宜食时期

痛风急性期和缓解期都可食用。

痛风优势营养素（每 100 克可食部）		
营养成分	含量	功效
维生素 C	68 毫克	增强免疫力，抗氧化，防癌抗癌
硒	1.62 毫克	提高免疫力，抗氧化，保护视力和心脏
钾	235 毫克	利尿，促进尿酸排出
水分	83.9 克	促进新陈代谢，利尿

中、低嘌呤食物巧搭配

菜名	食物搭配	嘌呤含量
番石榴汁	番石榴 200 克	9.6 毫克 低

痛风食疗方

蜂蜜番石榴牛奶

材料　番石榴 200 克，牛奶 200 毫升，
　　　　蜂蜜适量。

做法

1. 番石榴洗净后剖开，挖出中间较软的
   部分和子，果肉切小块。
2. 将番石榴块、牛奶一起放入榨汁机中
   搅打均匀，打好后加入蜂蜜调匀即可。

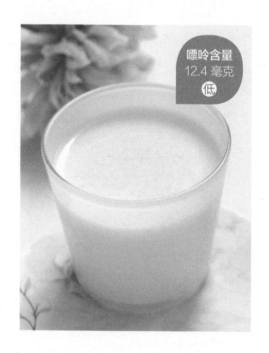

嘌呤含量
12.4 毫克
低

健康 / 烹饪提示　番石榴也可以换成
火龙果，效果也很好。

番石榴梅酒饮品

材料　番石榴 200 克，青梅酒 20 克。
调料　冰块适量。

做法

1. 番石榴洗净、切块，用凉开水榨汁。
2. 在杯中装入适量冰块，倒入青梅酒和
   榨好的果汁，均匀搅动即可。

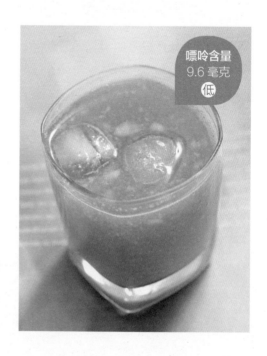

嘌呤含量
9.6 毫克
低

健康 / 烹饪提示　番石榴梅酒有明显
的收敛作用，能够涩肠止泻，加之具
有良好的抑菌作用，所以是治疗腹
泻、出血的佳品。感冒及急性炎症、
大便秘结者要慎饮。

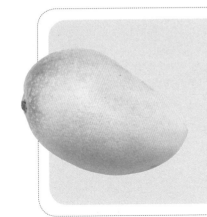

芒果

适合痛风并发高血压患者

嘌呤含量 低

热量 276 千焦（以每 100 克可食部计）

推荐用量 每天宜吃 100 克

哪个季节吃最有营养 夏

抗痛风原理

芒果含丰富的维生素 C 和矿物质，具有防癌抗癌和促进尿酸盐溶解的作用；还能降低胆固醇，防止动脉硬化及高血压。痛风合并高血压、高血脂的患者宜食。

健康吃法

食用芒果后要及时清洗口唇周围的汁液，避免发生过敏现象。

食用宜忌

✔ 芒果和豆浆搭配食用，能有效预防更年期障碍、心脏病、高血压等疾病。

✗ 芒果性带湿毒，本身患有皮肤病或肿瘤的人，应避免食用。

宜食时期

痛风急性期和缓解期均可食用。

痛风优势营养素（每 100 克可食部）		
营养成分	含量	功效
维生素 C	23 毫克	预防心脑血管病
钾	138 毫克	利尿降尿酸，稳定血压
水分	90.6 克	促进新陈代谢，利尿
糖类	8.3 克	可促进尿酸排出

中、低嘌呤食物巧搭配

菜名	食物搭配	嘌呤含量
芒果蛋奶昔	芒果 100 克，熟蛋黄 50 克，牛奶 200 毫升	3.3 毫克 低
芒果炒牛肉	芒果 20 克，牛肉 100 克	70.4 毫克 中

痛风食疗方

芒果配鸡肉

材料　鸡胸肉40克，芒果、青椒各1
个，柠檬半个。

调料　香葱、蒜末、白糖、黄酒、生抽、
白胡椒粉、盐、植物油各适量。

做法

1. 鸡胸肉切丁，加盐、白胡椒粉、黄酒
腌制片刻；芒果切丁；青椒切成块；
柠檬切片。

2. 锅中放油，放入蒜末炒香，放入鸡丁
炒至变色，放生抽和白糖、青椒、柠
檬翻炒，再放入芒果和香葱混合均匀
即可。

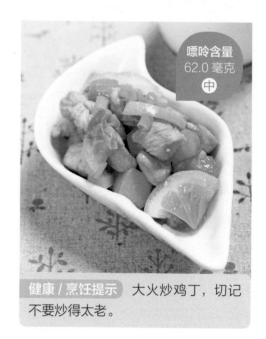

嘌呤含量
62.0 毫克
中

健康 / 烹饪提示　大火炒鸡丁，切记
不要炒得太老。

芒果蜂蜜牛奶饮

材料　芒果 200 克，牛奶 300 毫升，蜂
蜜 10 毫升。

做法

1. 芒果去皮、核，将果肉切成小块。

2. 将芒果、牛奶放入果汁机里搅打，打
好后加入蜂蜜调匀即可。

健康 / 烹饪提示　芒果蜂蜜牛奶饮可
和胃理气，适用于止呕吐，注意切勿
与其他滋补中药一起服用，以免生成
难溶的化合物，不仅使牛奶的营养价
值大打折扣，还会降低滋补药的疗效。

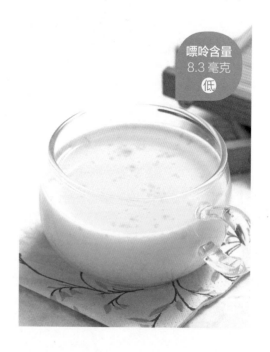

嘌呤含量
8.3 毫克
低

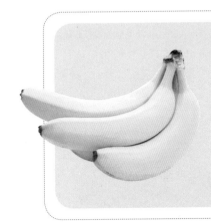

香蕉

适合痛风并发肥胖者

嘌呤含量 低

热量 381 千焦（以每 100 克可食部计）

推荐用量 每天宜吃 100~200 克

哪个季节吃最有营养 夏季

抗痛风原理

香蕉钠少钾多，尿酸易排出。低脂肪、低胆固醇也是香蕉的特点，因此适合痛风伴肥胖的人食用。但若痛风患者伴有肾病，则不宜多食。

健康吃法

香蕉鲜食最好，或剥皮将果肉切丁，和冰糖一起放进粳米粥内做成香蕉粥。不仅可滑肠通便，还有降脂、防治动脉硬化的作用，可作为便秘、咳嗽日久及高血压、动脉硬化等患者的健康饮食。

食用宜忌

✔ 香蕉和冰糖搭配食用，可起到滋润肠燥、通便泻热、滋润肺燥以及生津止渴的功效。

✘ 由于香蕉性寒，脾胃虚弱者、腹泻者应少食；胃酸过多者忌食。

宜食时期

痛风急性期和缓解期都可食用。

痛风优势营养素（每 100 克可食部）		
营养成分	含量	功效
钾	256 毫克	利尿、降压
镁	43 毫克	保护心脑血管
糖类	22 克	保证身体功能正常运作，促进尿酸的排出
水分	75.8 克	促进新陈代谢，利尿

中、低嘌呤食物巧搭配

菜名	食物搭配	嘌呤含量
香蕉拌桃	香蕉、鲜桃各 200 克	5.0 毫克 低
木瓜香蕉汁	木瓜 200 克，香蕉 100 克	4.4 毫克 低

痛风食疗方

香蕉燕麦粥

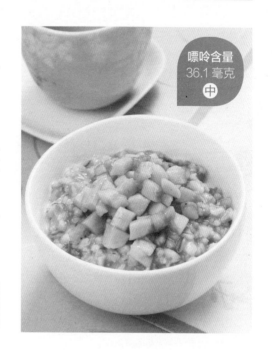

嘌呤含量
36.1 毫克
中

材料　香蕉 20 克，大米 100 克，燕麦片 20 克。

做法

1. 大米洗净；香蕉去皮、切片。
2. 大米放入锅中加适量清水，小火煮至米烂汤稠。
3. 将燕麦片慢慢倒入锅中，不停搅拌，直至完全绵软，出锅前加入香蕉片即可。

健康 / 烹饪提示　加香蕉片之前可以加适量的牛奶，可增加美容的效果。

香蕉百合银耳汤

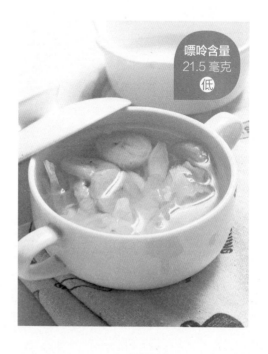

嘌呤含量
21.5 毫克
低

材料　香蕉 200 克，银耳（干）10 克，鲜百合 100 克，枸杞子适量。

做法

1. 银耳用清水泡透，去蒂洗净，撕成小朵，加水上笼蒸半小时；百合剥开洗净，去蒂；香蕉洗净，去皮，切成小片。
2. 将各材料放入炖盅中，加枸杞子和适量清水，小火炖半小时即可。

健康 / 烹饪提示　将煮好的银耳羹放入冰箱冷藏后食用，口感会更好。

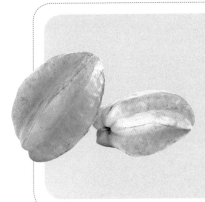

杨桃

降低血压，缓和糖尿病

嘌呤含量 低

热量 121 千焦（以每 100 克可食部计）

推荐用量 每天宜吃 1~2 个

哪个季节吃最有营养 夏季

抗痛风原理

杨桃糖类丰富，含有维生素 C 及有机酸，果汁充足，可以迅速起到生津止渴的效果，帮助加快体内尿酸的排出。同时还可以降低血压，降低血糖。适合痛风合并糖尿病患者食用。

健康吃法

甜杨桃清甜爽脆，适宜鲜吃或加工成杨桃汁、罐头；酸杨桃俗称"三稔"，果实大而味酸且带有涩味，不适合鲜吃，多做烹调配料或蜜饯原料。

食用宜忌

✔ 杨桃和菠菜搭配，可防止细胞氧化，防衰抗癌。

✗ 杨桃性稍寒，多食可导致脾胃湿寒，便溏泄泻，不利消化吸收，因此要少食。

宜食时期

痛风急性期和缓解期都可食用。

痛风优势营养素（每 100 克可食部）		
营养成分	**含量**	**功效**
维生素 C	27.2 毫克	提高免疫力
钾	128 毫克	利尿降尿酸，稳定血压
水分	91.4 克	利尿，促进尿酸排出
膳食纤维	1.2 克	降压控糖，稳定尿酸

中、低嘌呤食物巧搭配

菜名	食物搭配	嘌呤含量
杨桃茶饮	杨桃 200 克，砂糖 200 克	2.8 毫克 低

痛风食疗方

杨桃汁

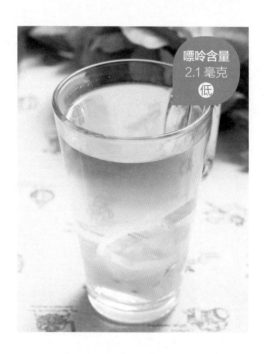

嘌呤含量
2.1 毫克
低

材料　熟杨桃 150 克。

调料　盐适量。

做法

1. 杨桃洗净晾干，削去涩味的菱形片部分，切成星片状。
2. 将盐放入约 600 毫升水中煮沸。
3. 放入杨桃片，煮沸即熄火，待冷却后即可饮用。

健康 / 烹饪提示　杨桃果汁中酸性物质能提高胃液酸度，促进食物消化、和中消食，胃酸者慎饮。

杨桃蛋奶品

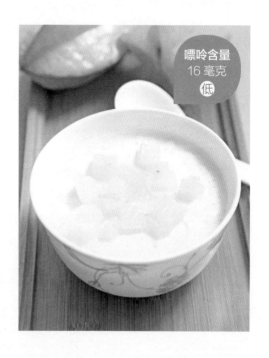

嘌呤含量
16 毫克
低

材料　杨桃 150 克，鸡蛋 100 克，牛奶 250 毫升。

调料　糖适量。

做法

1. 杨桃去边、去核、切块；鸡蛋打散。
2. 将杨桃块、牛奶、糖放入锅中，小火煮至糖溶，熄火晾凉。
3. 滤出奶液，加鸡蛋液拌匀过筛，最后加入杨桃块后盖碟，大火蒸至凝固即可。

健康 / 烹饪提示　杨桃性稍寒，若为食疗目的，无论食生果或饮汁，最好不要冻凉及加冰饮食。

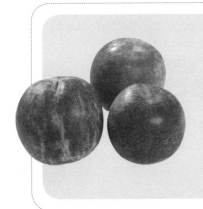

李子

利尿，保护肝脏

嘌呤含量 低

热量 151 千焦（以每 100 克可食部计）

推荐用量 每天宜吃 2～3 个

哪个季节吃最有营养 秋季

抗痛风原理

中医认为李子性凉，味甘酸，有清肝涤热、生津利尿的功效。痛风伴阴虚内热的患者食用李子，能治疗胃阴不足、口咽干渴、小便不利等症状。

健康吃法

将六七月份色黄时的李子摘下，加盐去汁，再和盐一起晒，剥核晒干下酒较佳。

食用宜忌

✔ 李子可以促进血红蛋白的再生，贫血患者适量食用，对健康有利。

✘ 李子中果酸含量很高，过量食用可导致胃部不适，故脾胃虚弱者忌食。

宜食时期

痛风急性期和缓解期都可食用。

痛风优势营养素（每 100 克可食部）		
营养成分	含量	功效
维生素 E	0.74 毫克	抗氧化，防癌抗癌，延缓衰老
钾	144 毫克	利尿，促进尿酸排出
胡萝卜素	150 毫克	降压强心，提高机体抗癌能力
水分	90 克	促进新陈代谢，利尿

中、低嘌呤食物巧搭配

菜名	食物搭配	嘌呤含量
李子大米汤	李子 200 克，大米 30 克	13.9 毫克 低
鲜李汁	李子 100 克，蜂蜜 10 克	4.3 毫克 低

痛风食疗方

苹果李子汁

材料　苹果 100 克，李子 50 克，桃 50
克，柠檬 20 克。

做法

1. 苹果和桃洗净，切块；李子洗净，去
核切块；柠檬削皮，切块。
2. 将材料分别放入果汁机中打成汁。
3. 将所有果汁搅拌均匀后，室温或冷藏
后饮用均可。

健康 / 烹饪提示　痛风合并糖尿病患
者慎饮苹果李子汁。

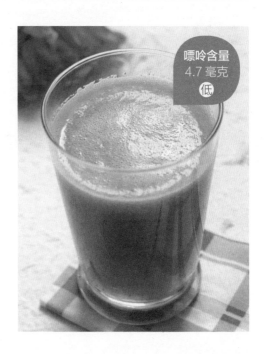

嘌呤含量
4.7 毫克
低

李子果香鸡

材料　柴鸡 150 克，李子 50 克，洋葱
20 克，土豆 10 克。

调料　姜片、黄酒、八角、盐各适量。

做法

1. 鸡肉用淘米水浸泡半小时。
2. 将整鸡焯水去血沫，捞出控水，装入
汤锅；放入切好的洋葱、土豆、李子、
姜片和八角，加适量清水；以大火煮
开，烹入黄酒继续煮 10 分钟。
3. 加盖转小火煲 60 分钟，加盐调味。

健康 / 烹饪提示　做李子果香鸡时应
撇去浮沫。

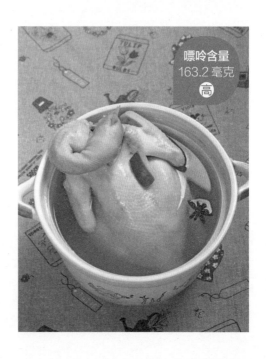

嘌呤含量
163.2 毫克
高

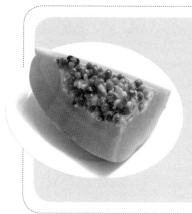

木瓜

缓解关节肿痛

嘌呤含量 低

热量 113 千焦（以每 100 克可食部计）

推荐用量 每天宜吃 50 克

哪个季节吃最有营养 夏季

抗痛风原理

"万寿果"木瓜性温、味酸，能舒筋活络，所含维生素 C 可促进尿酸排出。对关节肿痛、肌肉麻木有很好的作用。适合痛风患者食用。

健康吃法

北方木瓜，又名皱皮木瓜，多用来治病，不宜鲜食；产于南方的番木瓜可以生吃，也可作为蔬菜和肉类一起炖煮，营养丰富。

食用宜忌

✔ 慢性萎缩性胃炎患者，风湿筋骨痛、跌打扭伤患者，消化不良、肥胖患者，适宜适量吃木瓜。

✘ 木瓜中含有的番木瓜碱对人体稍微有毒，每次的食用量不宜过多，过敏体质者应慎食。

宜食时期

痛风急性期和缓解期都可食用。

痛风优势营养素（每 100 克可食部）		
营养成分	含量	功效
维生素 C	43 毫克	提高免疫力，抗氧化，防癌
胡萝卜素	870 微克	维护眼睛和皮肤健康
水分	92.2 克	促进新陈代谢，利尿

中、低嘌呤食物巧搭配

菜名	食物搭配	嘌呤含量
木瓜香蕉饮	木瓜 200 克，香蕉 100 克	4.4 毫克 低
木瓜红薯奶	木瓜 50 克，红薯 30 克，无糖原味酸奶 250 克	1.6 毫克 低

痛风食疗方

木瓜银耳

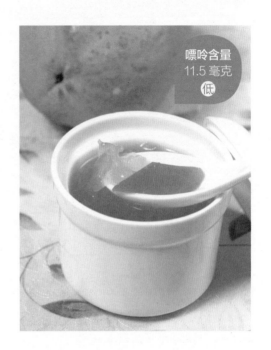

嘌呤含量
11.5 毫克
低

材料 银耳 10 克，木瓜 100 克。

调料 木糖醇适量。

做法

1. 银耳用凉水浸透泡发，洗净，撕成小朵；木瓜削皮去子，切成小块。

2. 将银耳、木瓜一起放入锅里，加水煮开，转小火炖煮，30 分钟后加入木糖醇即可。

健康 / 烹饪提示 在泡银耳时，在碗内滴两滴食用油，可使得煮出来的银耳口感更好。

鲫鱼木瓜汤

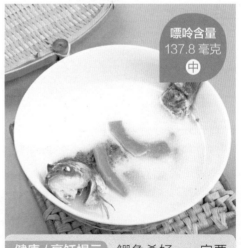

嘌呤含量
137.8 毫克
中

材料 鲫鱼 100 克，木瓜 50 克。

调料 植物油、葱、姜、盐、料酒各适量。

做法

1. 鲫鱼洗净，抹上料酒腌 10 分钟；木瓜洗净，去皮和子，切块。

2. 锅置火上，倒入适量油，烧至五成热，放入葱姜爆香，然后放入鲫鱼，加适量清水大火烧沸后改用小火。

3. 小火煮 20 分钟，放入木瓜块煮熟，用盐调味即可。

健康 / 烹饪提示 鲫鱼杀好，一定要把鱼肉的血污清洗干净，鱼皮剥净，这样煲出的汤不会有腥味。

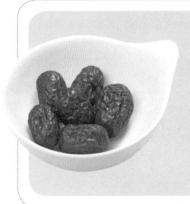

红枣

保护痛风患者的心脑血管

嘌呤含量　低

热量　1105 千焦（以每 100 克可食部计）

推荐用量　每天宜吃 3~5 颗

哪个季节吃最有营养　秋季（10 月份）

抗痛风原理

《本草纲目》说红枣"味甘、性温，能补中益气、养血生津……"，且红枣富含维生素 C，可促进尿酸溶解排出，其所含的环磷酸腺苷，能够扩张血管，增加心肌收缩力，改善心肌营养，对防治心脑血管疾病有良好的作用。

健康吃法

食用红枣时，若肠胃不好，可将枣皮去掉，减轻对消化功能的损伤。

食用宜忌

✔红枣很适合与牛奶同食，可以提供丰富的蛋白质、糖类以及钙、磷、铁、锌等多种人体必需的物质。

✘由于含糖量太高，伴糖尿病的患者最好少食。另外，湿重腹胀者不宜食用。

宜食时期

痛风急性期和缓解期都可食用。

痛风优势营养素（每 100 克可食部）

营养成分	含量	功效
维生素 E	3.04 毫克	提高免疫力，防衰抗老，抗氧化
叶酸	140 微克	防治贫血
钾	524 毫克	利尿、降压
糖类	67.8 克	保证新陈代谢，促进尿酸排出

中、低嘌呤食物巧搭配

菜名	食物搭配	嘌呤含量
桂圆红枣粥	糯米 100 克，桂圆肉 20 克，红枣 20 克	20.6 毫克 低

痛风食疗方

红枣板栗粥

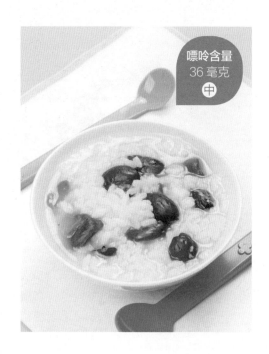

嘌呤含量
36 毫克
中

材料　板栗 100 克，红枣 20 克，大米 100 克。

做法

1. 板栗煮熟去皮备用；红枣洗净去核；大米洗净。

2. 大米、板栗、红枣入锅，加清水以大火煮沸，换用小火煮，至大米熟透即可。

健康 / 烹饪提示　板栗不要放太多，七八个就行，吃多了会伤脾胃。

红枣双耳汤

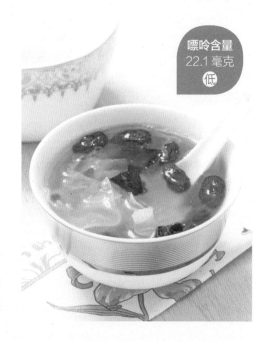

嘌呤含量
22.1 毫克
低

材料　黑木耳 20 克，银耳 20 克，红枣 10 克。

调料　冰糖或红糖适量。

做法

1. 黑木耳、银耳提前泡发，去蒂，洗净，撕成小朵；红枣去核洗净。

2. 锅中加水放入黑木耳、银耳、红枣，慢火煨炖至汤水黏稠、木耳软糯，最后加入冰糖或红糖调味即可。

健康 / 烹饪提示　根据自己的口味，可多加或少加冰糖或红糖。

肉蛋类

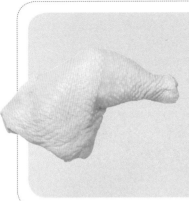

鸡肉

提高痛风患者抵抗力

嘌呤含量 中

热量 699 千焦（以每 100 克可食部计）

推荐用量 每天宜吃 100 克

哪个季节吃最有营养 一年四季

抗痛风原理

鸡肉中含有丰富的氨基酸，能提高机体抵抗力；含有的油酸和亚油酸，能降低低密度脂蛋白含量，但其嘌呤含量中等，因此，痛风合并高血脂患者在缓解期可适量食用。

健康吃法

吃鸡肉时，因为鸡汤中含嘌呤物质较高，痛风患者不宜食用。鸡屁股是淋巴集中部位，残留了大量致癌物质和细菌等，应该弃之。

食用宜忌

✔ 可用鲜嫩鸡肉与青菜一起搭配烹饪，如鸡肉搭配空心菜一同炒制，有降低胆固醇吸收的作用。

✘ 鸡肉性温助火，口腔糜烂、皮肤疖肿、便秘者不宜食。

宜食时期

痛风缓解期可食用。

痛风优势营养素（每 100 克可食部）		
营养成分	**含量**	**功效**
维生素 A	48 微克视黄醇当量	保护视力，增强免疫力
维生素 B$_2$	0.08 毫克	预防口腔溃疡
钾	251 毫克	利尿、降压
蛋白质	19.3 克	增强免疫力
硒	11.7 微克	保证胰岛素功能

中、低嘌呤食物巧搭配

菜名	食物搭配	嘌呤含量
胡萝卜炒鸡丁	胡萝卜 150 克，鸡肉 50 克	43.4 毫克 中
香菇蒸鸡	香菇 100 克，鸡肉 100 克	88.4 毫克 中

痛风食疗方

冬瓜鸡丁汤

材料　冬瓜、鸡胸肉各 100 克。

调料　姜丝、盐各适量。

做法

1. 冬瓜去皮，除子，洗净，切成 2 厘米见方的块；鸡胸肉洗净，用沸水焯一下，切丁备用。

2. 锅置火上，放入适量清水煮沸，放入鸡丁、姜丝煮至鸡丁熟透。

3. 放入冬瓜块煮熟，加盐调味即可。

健康 / 烹饪提示　鸡胸肉的脂肪含量很低，而且含有大量维生素，适合痛风患者烹饪食用。

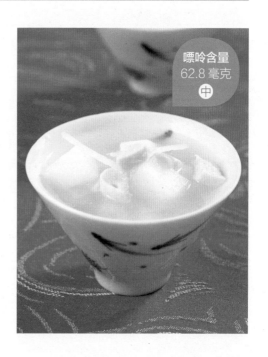

嘌呤含量
62.8 毫克
中

土豆鸡肉粥

材料　鸡肉 50 克，大米 100 克，土豆 30 克。

调料　盐适量。

做法

1. 大米淘净；鸡肉洗净，焯水；土豆洗净，去皮切丁。

2. 锅置火上，加入适量清水煮沸，放入鸡肉，用小火煮熟，捞出沥干。

3. 把洗好的大米、土豆丁倒入鸡汤锅中，煮沸后用小火熬至黏稠，加盐调味；鸡肉切片，撒在粥面上即可。

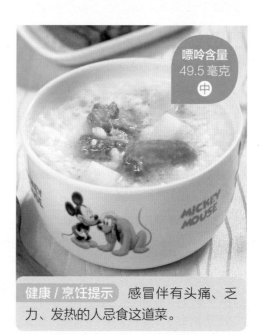

嘌呤含量
49.5 毫克
中

健康 / 烹饪提示　感冒伴有头痛、乏力、发热的人忌食这道菜。

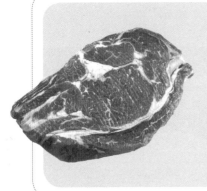

牛肉

痛风缓解期的
营养补给

嘌呤含量 中
热量 444 千焦（以每 100 克可食部计）
推荐用量 每天宜吃 80 克
哪个季节吃最有营养 秋季（10 月份）

抗痛风原理

中医讲，牛肉性味甘、平，有滋补脾胃、益气血、强筋骨的功效，适用于水肿、小便不利、腰膝酸软等。由于牛肉的嘌呤含量属中等，痛风患者急性期不宜食用，但在缓解期可以提供足够的营养。

健康吃法

牛肉的做法很多，炒、烧、炖、蒸、烤、焖等。要去除牛肉的腥味，黑胡椒和洋葱算是牛肉的最佳搭档了。

食用宜忌

✔青椒中的维生素 C 会使牛肉中的铁更易被人体吸收，含有的纤维素也会使牛肉中的胆固醇被更多地排出，因此，青椒和牛肉是很好的搭配食材。

✘有湿疹、疮毒的患者不宜食用牛肉。

宜食时期

痛风缓解期可适量食用。

痛风优势营养素（每 100 克可食部）		
营养成分	含量	功效
维生素 B_2	0.24 微克	预防口腔溃疡
维生素 E	0.42 毫克	美容养颜、防止衰老
钾	270 毫克	利尿、降压
硒	6.26 微克	提高免疫力，抗氧化，延缓衰老

中、低嘌呤食物巧搭配

菜名	食物搭配	嘌呤含量
山楂炖牛肉	牛肉 100 克，山楂 50 克	90.0 毫克 中
土豆牛肉汤	牛肉 100 克，土豆 100 克	68.6 毫克 中
胡萝卜烧牛肉	牛肉 100 克，胡萝卜 150 克	78.4 毫克 中

痛风食疗方

青椒炒牛肉

材料 青椒 200 克，牛肉 100 克。

调料 葱花、酱油、料酒、盐、香油、大豆油各适量。

做法

1. 牛肉洗净切片，用沸水汆熟备用。

2. 青椒洗净，切片，沸水焯烫后捞出。

3. 锅置火上，倒大豆油烧至五成热，放葱花略炒，加牛肉片、料酒、酱油、盐及少许清水，小火烧透入味后放入青椒炒匀，淋上香油即可。

健康 / 烹饪提示 牛肉要切成薄片，这样易熟也易入味。

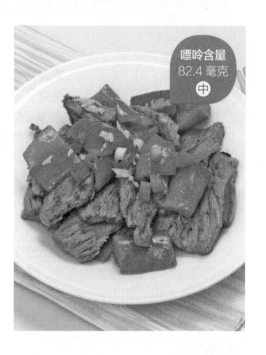

嘌呤含量
82.4 毫克
中

南瓜清炖牛肉

材料 牛腩 100 克，南瓜 300 克。

调料 葱段、姜片、盐、葱花各适量。

做法

1. 牛腩切成约 2 厘米的块，焯烫，洗净；南瓜去皮、去瓤，切成约 3 厘米的块。

2. 锅中加水，将牛腩放入锅中，加姜片、葱段和清水煮至八成熟时，放入南瓜块，煮至牛腩熟烂后，加盐调味，撒上葱花即可。

健康 / 烹饪提示 牛肉肌纤维较粗，不易炖烂，酌加少量山楂，可加速炖熟。

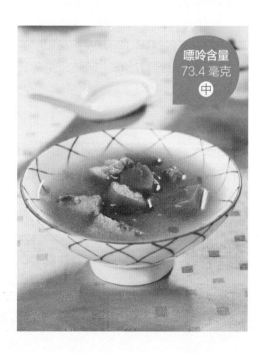

嘌呤含量
73.4 毫克
中

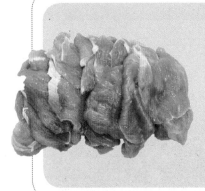

羊肉 — 保护痛风患者的肾脏

嘌呤含量 中
热量 849 千焦（以每 100 克可食部计）
推荐用量 每天宜吃 50 克
哪个季节吃最有营养 冬季

抗痛风原理

羊肉性温，有补气、温肾壮阳的作用，很适合天寒地冻的冬季食用。痛风缓解期吃些羊肉，不仅有助于保护肾脏，还能避免因寒冷引起的关节疼痛。

健康吃法

吃羊肉时搭配些生姜，既能去腥膻味，又有助于发挥羊肉温阳祛寒的功效，可以辅助治疗腰背冷痛、四肢风湿疼痛等症。

食用宜忌

✔ 羊肉性热，荞麦性寒，做羊肉汤时，放入荞麦，可冷热互补，味道鲜美又不易引起胃肠不适。

✘ 高血脂患者在吃羊肉时食醋，不利于营养的吸收，同时会产生对人体有害的成分。

宜食时期

痛风缓解期可食用。

痛风优势营养素（每 100 克可食部）

营养成分	含量	功效
维生素 B_1	0.15 毫克	预防脚气病
维生素 B_2	0.16 毫克	预防口腔溃疡
磷	196 毫克	维护骨骼健康和神经系统功能，调整血压
钾	403 毫克	利尿、降压
硒	7.18 微克	防癌，抗氧化

中、低嘌呤食物巧搭配

菜名	食物搭配	嘌呤含量
羊肉洋葱汤	羊肉 100 克，洋葱 250 克	78.8 毫克 中
当归生姜羊肉汤	羊肉 100 克，当归 10 克，姜 5 克	70.3 毫克 中

痛风食疗方

人参羊肉汤

材料 羊肉 100 克，人参 5 克。

调料 葱段、姜片、盐各适量。

做法

1. 羊肉洗净，切块；人参洗净。
2. 人参放入砂锅中，用清水浸泡 30 分钟，用大火烧开后转小火煎 30 分钟，取汁。
3. 将人参汁倒入砂锅中，放入羊肉、葱段、姜片，加清水没过锅中食材，小火炖至羊肉烂，加盐调味即可。

健康 / 烹饪提示 炖羊肉时加入白萝卜，既可去除羊肉的膻味，补充羊肉缺少的维生素，还不油腻。

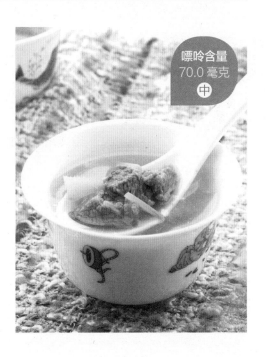

嘌呤含量
70.0 毫克
中

大蒜炒羊肉

材料 大蒜瓣 50 克，羊瘦肉 200 克。

调料 葱丝、姜丝、鸡精、盐、植物油各适量。

做法

1. 大蒜去皮切片；羊瘦肉洗净，切片。
2. 炒锅置火上，倒入植物油，待油温烧至七成热，炒香葱丝和姜丝，放入羊肉片滑熟，放入蒜片翻炒至熟，用盐和鸡精调味即可。

健康 / 烹饪提示 羊肉以一级肉（里脊、通脊、后腿肉）为佳，这些部位肉质细嫩，适合煎、炒。

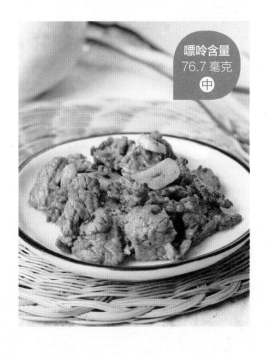

嘌呤含量
76.7 毫克
中

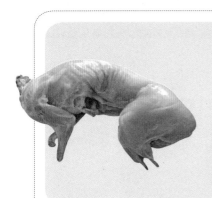

兔肉

低脂肪和胆固醇，护血管

嘌呤含量　中

热量　427 千焦（以每 100 克可食部计）

推荐用量　每天宜吃 80 克

哪个季节吃最有营养　夏季

抗痛风原理

兔肉细嫩易消化，所含的丰富卵磷脂有保护血管的作用。由于兔肉属于高蛋白、低脂肪、低胆固醇的食物，是痛风合并高胆固醇患者的首选。嘌呤含量属于中等，因此缓解期的痛风病人可酌量食用。

健康吃法

《本草纲目》记载："兔肉性平味酸冷，入肝、大肠二经，补中益气、清热解毒。"为了平衡其"酸冷"的肉质，兔肉适用于炒、烤、焖等烹调方法。

食用宜忌

✔ 兔肉宜与大蒜同食。因兔肉中含有的维生素 B_1 和大蒜中的蒜素结合，会生成稳定的蒜硫胺素，可延长维生素 B_1 在人体内的停留时间，提高其吸收利用率。

✘ 由于兔肉性寒，脾胃虚寒者忌食，且兔肉不能与橘子同食，以免引起胃肠功能紊乱。

宜食时期

痛风缓解期可适量食用。

痛风优势营养素（每100克可食部）		
营养成分	**含量**	**功效**
维生素 A	26 微克视黄醇当量	保护视力，增强免疫力
烟酸	5.8 毫克	促进血液循环，降低血压
钾	284 毫克	利尿、降压
硒	10.93 微克	抗氧化，防癌

中、低嘌呤食物巧搭配

菜名	食物搭配	嘌呤含量
兔肉烧土豆	土豆150 克，兔肉100 克，植物油4 克	70.4 毫克 中

痛风食疗方

黑芝麻兔肉

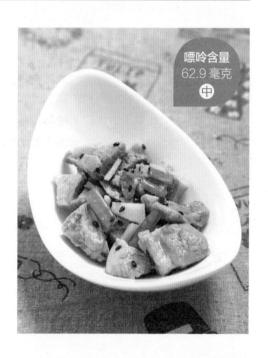

嘌呤含量
62.9 毫克
中

材料　熟黑芝麻 5 克，兔肉 100 克。

调料　葱段、姜片、香油、盐各适量。

做法

1. 兔肉洗净，放入锅内，加适量水烧开，放葱段、姜片，焯去血水，撇沫，捞出。

2. 锅内再放入清水，放兔肉用小火煮 1 小时，捞出晾凉，剁块装盘。

3. 碗内放香油、盐调匀，边搅边将黑芝麻撒入，最后浇在兔肉上即可。

健康 / 烹饪提示　兔肉煮熟后可和黄瓜凉拌，口味鲜香，补中益气，清热利湿，适合痛风伴高脂血症患者食用。

兔肉炖南瓜

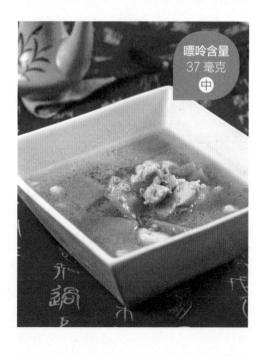

嘌呤含量
37 毫克
中

材料　兔肉 50 克，南瓜 250 克。

调料　葱花、盐、植物油各适量。

做法

1. 兔肉洗净，切小方块；南瓜去皮去瓤，洗净切块。

2. 锅内倒入植物油，烧至七成热，爆香葱花，放入兔肉翻炒，变白后加南瓜块和适量水炖熟，最后用盐调味即可。

健康 / 烹饪提示　吃兔肉时与大蒜同食，可延长维生素 B₁ 在人体内的停留时间，提高吸收利用率。

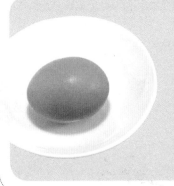

鸡蛋

为痛风患者补充优质蛋白

嘌呤含量 低

热量 600 千焦（以每 100 克可食部计）

推荐用量 每天宜吃 60 克

哪个季节吃最有营养 四季

抗痛风原理

被称为"完全蛋白质模式"的鸡蛋，所含的嘌呤极少，且蛋白丰富，可提供人体所需的氨基酸、矿物质等营养元素，是痛风患者最适宜的营养品。

健康吃法

煮蛋、炒蛋、嫩炸、牛奶冲蛋及生吃鸡蛋的吸收和消化率分别为：100%、97%、98%、92.5% 和 30%~50%。因此，煮蛋是最佳吃法，应注意细嚼慢咽，以利于对营养物质的消化与吸收。

食用宜忌

✔ 鸡蛋和苦瓜：苦瓜可降压降糖，搭配富含钙与卵磷脂的鸡蛋，能增强痛风合并糖尿病患者的骨骼、牙齿、血管的健康。

✘ 鸡蛋不宜吃得太多，否则不仅不利于胃肠的消化，还会增加肝、肾负担。

宜食时期

痛风急性期和缓解期都可食用。

痛风优势营养素（每 100 克可食部）		
营养成分	含量	功效
维生素 A	234 微克视黄醇当量	增强免疫力，保护视力
蛋白质	13.3 克	促进新陈代谢，提高机体免疫力
维生素 E	1.84 毫克	美容养颜，防衰抗皱
磷	130 毫克	维护骨骼健康和神经系统功能，调整血压

中、低嘌呤食物巧搭配

菜名	食物搭配	嘌呤含量
蒸鸡蛋羹	鸡蛋 1 个，植物油 2 克	0.5 毫克 低
韭菜炒鸡蛋	韭菜 150 克，鸡蛋 1 个，植物油 3 克	38.5 毫克 中

痛风食疗方

平菇鸡蛋汤

材料 平菇100克，鸡蛋1个，青菜20克。
调料 植物油、盐各适量。
做法

1. 平菇洗净，顺纹理撕成片，沸水中焯一下捞出；鸡蛋打入碗中打散搅匀；青菜洗净。
2. 炒锅置大火上，倒油烧热，将青菜煸炒几下后放入平菇，倒入适量水烧开。
3. 倒入鸡蛋液烧开，加盐调味即可。

健康 / 烹饪提示 鸡蛋每天以吃1~2个为宜，既有利于消化吸收，又能满足机体的需要，不会增加肝肾的负担。

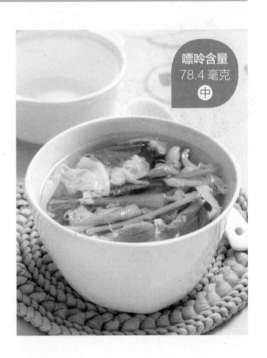

嘌呤含量
78.4 毫克
中

鲜虾蒸蛋

材料 鸡蛋1个，鲜虾2只。
调料 盐、香油、葱末各适量。
做法

1. 虾处理干净，取虾仁；鸡蛋打散，加盐、温水，搅拌均匀。
2. 在容器的内壁上均匀地抹上一层香油，把蛋液倒入容器里，放到锅中隔水蒸；蒸至七八分熟时，加入虾仁一起蒸至熟，加入葱末、香油即可。

健康 / 烹饪提示 吃鸡蛋时，加些醋一起食用，有利于心脑血管健康。另外还有美白效果。

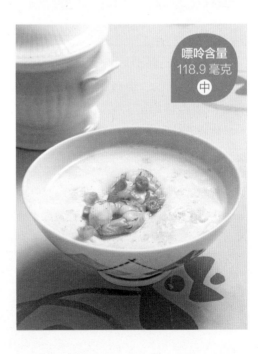

嘌呤含量
118.9 毫克
中

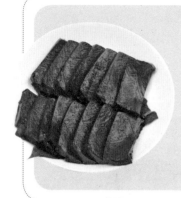

猪血

低嘌呤，预防动脉硬化

嘌呤含量 低
热量 230 千焦（以每 100 克可食部计）
推荐用量 每天宜吃 50 克
哪个季节吃最有营养 秋季（9 月份）

抗痛风原理

猪血有"液态肉"之称，是排毒佳品，有利肠通便之功，能将一部分尿酸转化为粪便排出。另外，猪血含有一定量的卵磷脂，有抑制低密度脂蛋白的作用，可预防动脉硬化，对痛风并发高脂血症有益。

健康吃法

猪血不宜单独烹饪；烹饪猪血时，用开水汆一下，切块炒、烧或作为做汤的主料或副料均可。猪血性平、味咸，是最理想的补血品。

食用宜忌

✔ 一般人群均可食用，尤其适宜贫血患者和从事粉尘、环卫、采掘等工作的人。
✘ 猪血不宜与大豆、海带同食，否则会引起消化道不适。

宜食时期

痛风急性期和缓解期都可食用。

痛风优势营养素（每 100 克可食部）

营养成分	含量	功效
蛋白质	12.2 克	提高机体免疫力

痛风食疗方

青椒炒猪血

嘌呤含量
129.2 毫克
中

材料 猪血 100 克，青椒 25 克，干红辣椒 2 克。
调料 盐、葱、姜、花生油、老抽各适量。
做法

1. 猪血、青椒洗净，青椒从中间剖开，去子斜刀切片；猪血、姜切片，葱切块。
2. 锅里放花生油，放入葱块、姜片、干红辣椒煸炒出香味。
3. 放入切好的猪血，加水、老抽继续煸炒，然后加青椒炒到变色，加盐调味即可。

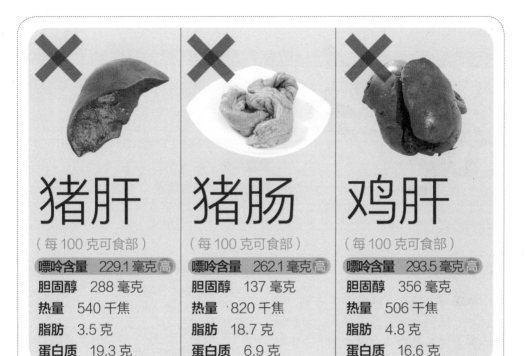

猪肝

（每100克可食部）

嘌呤含量	229.1 毫克 高
胆固醇	288 毫克
热量	540 千焦
脂肪	3.5 克
蛋白质	19.3 克

猪肠

（每100克可食部）

嘌呤含量	262.1 毫克 高
胆固醇	137 毫克
热量	820 千焦
脂肪	18.7 克
蛋白质	6.9 克

鸡肝

（每100克可食部）

嘌呤含量	293.5 毫克 高
胆固醇	356 毫克
热量	506 千焦
脂肪	4.8 克
蛋白质	16.6 克

少吃的理由

这些食物中均含有较高的嘌呤，在痛风急性期及缓解期均不宜食用，如果摄入了过多的这些食物，易使体内的尿酸升高，而尿酸沉积形成尿酸盐，尿酸盐沉积在关节及软组织就很容易造成关节疼痛，诱发痛风。

对并发症的危害

这些食物含有较高的胆固醇，食用过多会使血液里的胆固醇增多，聚集在动脉壁里的就增多，斑块不断长大，就会导致血管动脉粥样硬化，引发痛风并发心脑血管疾病。而且这些斑块一旦破裂，会引发一连串的反应，使动脉迅速堵塞，引起急性心肌梗死甚至猝死。因此不宜过量食用。

水产类

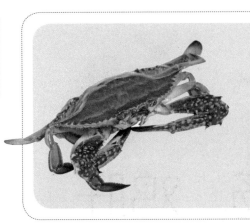

蟹 舒筋活络，祛风利湿

嘌呤含量 中

热量 431 千焦（以每 100 克可食部计）

推荐用量 每天宜吃 80 克

哪个季节吃最有营养 秋季（9 月份）

抗痛风原理

蟹性寒，味咸，具有通筋活络、活血化瘀、祛风利湿的良好效果，对腰腿痛、风湿性关节炎有一定疗效。由于蟹嘌呤含量属于中等，因此适合痛风患者缓解期适量食用。

健康吃法

螃蟹属于食腐动物，性咸寒，因此最好同姜和醋一起食用，以起到驱寒杀菌的作用。最好不要单吃螃蟹。

食用宜忌

✔ 煮蟹时可放一些紫苏叶，因为紫苏能解鱼蟹毒。

✘ 肠胃不适、有皮肤病和过敏症的人，不宜食用螃蟹；另外，由于螃蟹中所含的胆固醇较高，患有高血压、高血脂及动脉硬化的患者少吃为好。

宜食时期

痛风缓解期可食用。

痛风优势营养素（每 100 克可食部）		
营养成分	含量	功效
维生素 A	389 微克视黄醇当量	保护视力，增强免疫力
维生素 B$_2$	0.28 毫克	预防口腔溃疡
维生素 E	6.09 毫克	延缓衰老，预防心脑血管疾病
钙	126 毫克	维持牙齿和骨骼健康
硒	56.72 微克	抗氧化，防癌抗癌，提高免疫力

中、低嘌呤食物巧搭配

菜名	食物搭配	嘌呤含量
豆腐蒸蟹	螃蟹 100 克，嫩豆腐 50 克	89.1 毫克 中

痛风食疗方

蟹肉糯米粥

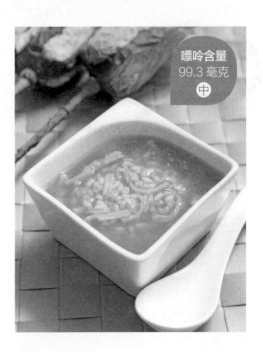

嘌呤含量
99.3 毫克
中

材料　蟹肉 100 克，糯米 100 克。

调料　红糖适量。

做法

1. 将蟹蒸后取蟹肉，蟹壳碾碎，用布包好。

2. 糯米和蟹壳包放在锅中一起煮至烂熟，加入红糖和蟹肉即可。

健康 / 烹饪提示　海蟹可以吃冰冻的，但河蟹一定要吃活的。存螃蟹一定要"活存"。正确的保存方法是：把螃蟹绑起来，用湿毛巾包住，放在冰箱里存放果蔬的位置，可以保存三五天。

海红蟹粥

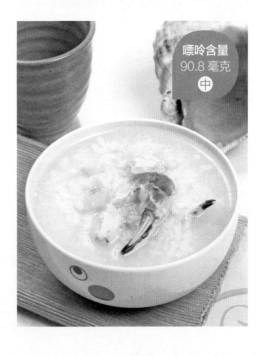

嘌呤含量
90.8 毫克
中

材料　海红蟹 100 克，大米 50 克。

调料　盐 5 克，香油、胡椒粉各少许，姜片、植物油各适量。

做法

1. 大米淘洗干净；海红蟹洗净，切成块。

2. 高压锅中加植物油、大米和适量水，用大火烧开，加盖转小火煮 20 分钟，放入蟹块和姜片，加盐，用小火煮 5 分钟，加胡椒粉、香油调匀即可。

健康 / 烹饪提示　螃蟹与茶水同食，会生成难以消化的物质。吃蟹时和吃蟹后 1 小时内忌饮茶水。

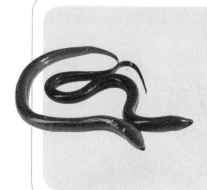

鳝鱼

通利关节，降血糖

嘌呤含量 中

热量 372 千焦（以每 100 克可食部计）

推荐用量 每天宜吃 50 克

哪个季节吃最有营养 夏季

抗痛风原理

《本草纲目》中说黄鳝肉性味甘、温，有"补血气、消炎、消毒、除风湿"等功效，可补中益血，治虚损与虚劳咳嗽、关节炎等症。另外，鳝鱼含有鳝鱼素，能起到降糖的效果，加之热量也不高，是痛风合并糖尿病患者的良方。

健康吃法

最佳吃法为蒸熟后凉拌着吃。

食用宜忌

✔ 鳝鱼和青椒搭配是很好的选择。青椒富含的维生素C，有利于机体对鳝鱼中蛋白质、磷等成分的吸收，达到降低血压的效果。

✘ 黄鳝属温补类食物，高血压、脑卒中后遗症以及急性炎症等患者不宜食用。

宜食时期

痛风急性期和缓解期都可食用。

痛风优势营养素（每100克可食部）

营养成分	含量	功效
膳食纤维	89 毫克	控制血糖，加速排毒
维生素 A	50 微克视黄醇当量	增进视力，保护皮肤
烟酸	3.7 毫克	促进血液循环，降血压
硒	34.6 毫克	提高免疫力，抗氧化
磷	206 毫克	维护骨骼健康，调整血压

中、低嘌呤食物巧搭配

菜名	食物搭配	嘌呤含量
板栗鳝鱼煲	鳝鱼 100 克，板栗 20 克	99.7 毫克 中
鳝鱼芹菜	鳝鱼 75 克，芹菜 50 克	73.8 毫克 中

痛风食疗方

黄鳝小米粥

材料　黄鳝100克，小米25克。

做法

1. 去掉黄鳝内脏，肉切丝；小米洗净备用。

2. 将黄鳝丝和小米一同放入锅内，加适量水，用大火煮。

3. 煮开后，换小火慢慢炖，直至炖烂即可。

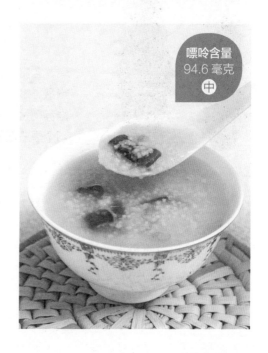

嘌呤含量
94.6 毫克
中

健康 / 烹饪提示　黄鳝小米粥不宜煮得太稀，以免影响口感。

韭菜炒鳝鱼丝

材料　韭菜100克，活鳝鱼200克。

调料　蒜末、姜丝、鸡精、盐各适量，植物油4克。

做法

1. 鳝鱼宰杀好，去除内脏，冲洗干净，取肉，切丝；韭菜择洗干净，切段。

2. 炒锅置火上，倒入植物油，待油烧至五成热，放入鳝鱼丝煸熟，加蒜末、姜丝炒香，然后放入韭菜段炒3分钟，用盐和鸡精调味即可。

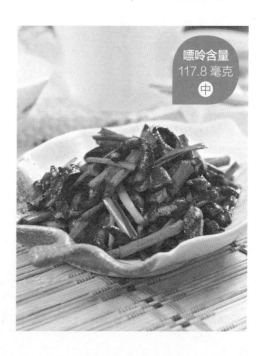

嘌呤含量
117.8 毫克
中

健康 / 烹饪提示　热性体质者不宜食用韭菜炒鳝鱼丝。

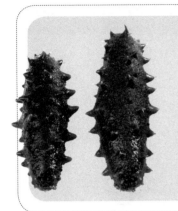

海参

低嘌呤海产品，补肾利尿

嘌呤含量 低
热量 326 千焦（以每 100 克可食部计）
推荐用量 发后每天不宜超过 50 克
哪个季节吃最有营养 秋季（9 月份）

抗痛风原理

海参含蛋白质丰富，胆固醇和脂肪含量相对少，是高血压、冠心病患者的食疗佳品。中医认为，海参具有补肾气、益精之功，具有强肾的作用。

健康吃法

海参发好后适合红烧、葱烧、烩等烹调方法。

食用宜忌

✔ 一般人群都能食用，尤其适合精力、气血不足及肝硬化腹水者食用。

✘ 患急性肠炎、菌痢、感冒、咳痰、气喘及大便溏薄、出血兼有瘀滞及湿邪阻滞的患者忌食。

宜食时期

痛风急性期和缓解期都可食用。

痛风优势营养素（每 100 克可食部）

营养成分	含量	功效
锰	0.76 毫克	维持神经和免疫系统，稳定血压
镁	149 毫克	保护心脑血管
硒	63.93 微克	抗氧化，防癌抗癌
钾	43 毫克	促进尿酸的排泄
蛋白质	16.5 克	促进新陈代谢，提高机体免疫力

中、低嘌呤食物巧搭配

菜名	食物搭配	嘌呤含量
海参粥	海参（干）30 克，大米 100 克	19.7 毫克 低
肉末烧海参	水发海参 200 克，猪肉 75 克	107.9 毫克 中

痛风食疗方

木耳海参汤

材料 水发黑木耳25克，水发海参175克。

调料 葱花、姜丝、植物油、盐各适量；香菜、胡椒粉各少许。

做法

1. 水发黑木耳择洗干净，撕成小朵；水发海参去内脏洗净，切丝。
2. 锅置火上，倒植物油烧至七成热，放入葱花、姜丝和胡椒粉炒香，倒入所有材料翻炒均匀，加水大火烧沸后，用小火煮10分钟，最后放入盐、香菜即可。

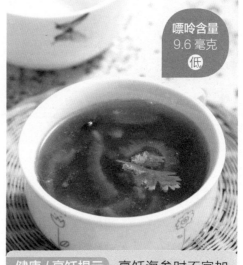

嘌呤含量
9.6毫克
低

健康/烹饪提示 烹饪海参时不宜加醋，否则营养价值会大打折扣。

大米海参粥

材料 大米100克，发好的海参50克。

做法

1. 大米淘洗干净；发好的海参洗净，切小块。
2. 大米与海参一起放入锅内，加适量清水，煮至粥成。

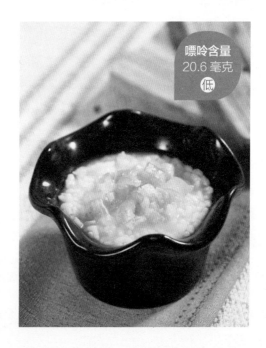

嘌呤含量
20.6毫克
低

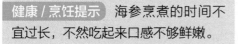

健康/烹饪提示 海参烹煮的时间不宜过长，不然吃起来口感不够鲜嫩。

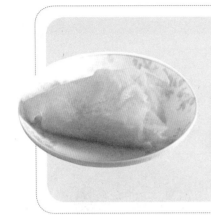

海蜇

降低血压，护心

嘌呤含量 低

热量 38 千焦（以每 100 克可食部计）

推荐用量 每天宜吃 100 克

哪个季节吃最有营养 夏季

抗痛风原理

海蜇蛋白质和矿物质含量很丰富，是人体必需的营养成分。含有类似于乙酰胆碱的物质可以扩张血管，降低血压；所含甘露多糖胶质能防止动脉粥样硬化。另外，海蜇嘌呤和脂肪含量低，因此，适合痛风及合并高血压和高血脂的患者食用。

健康吃法

海蜇最常见的食用方法就是凉拌，若再搭配其他各种蔬菜，可以使其营养更加丰富。

食用宜忌

✔ 海蜇和木耳搭配食用，具有润肠通便、嫩白美肤的功效，还可辅助降压。

✘ 新鲜海蜇含水较多，皮较厚，含有毒素，不宜食用，需要经过食用盐加明矾腌渍 3 次，让毒素随水排尽才可食用。

宜食时期

痛风急性期和缓解期都可食用。

痛风优势营养素（每 100 克可食部）		
营养成分	含量	功效
蛋白质	55% 以上	增强免疫力，抗疲劳
维生素 E	2.13 毫克	抗氧化，防癌，延缓衰老
钙	150 毫克	维持牙齿、骨骼健康，预防骨质疏松
镁	124 毫克	保护心脑血管

中、低嘌呤食物巧搭配

菜名	食物搭配	嘌呤含量
黄瓜拌海蜇	黄瓜 150 克，海蜇皮 100 克，香油 4 克	31.2 毫克 中
海蜇拌莴笋	海蜇皮 100 克，莴笋 100 克	59.3 毫克 中

痛风食疗方

白菜炒海蜇

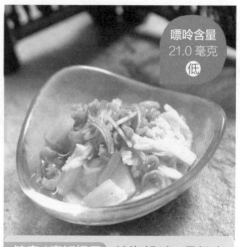

嘌呤含量
21.0 毫克
低

材料 海蜇皮 200 克，白菜叶 100 克。

调料 植物油、盐、酱油、料酒、葱丝、姜水各适量。

做法

1. 海蜇皮放入清水中浸泡 4 小时，洗净，切丝；白菜叶洗净切成片状。

2. 锅置火上，倒入油，加入葱丝、姜水、料酒，待沸腾后，倒入海蜇皮和白菜叶，翻炒数下，放盐、酱油，快速翻炒片刻即可。

健康 / 烹饪提示 炒海蜇时，最好大火快炒，避免海蜇受热缩水变老，影响口感。

白萝卜拌海蜇

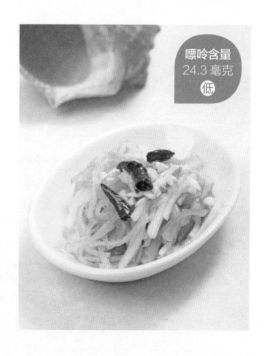

嘌呤含量
24.3 毫克
低

材料 海蜇皮 100 克，白萝卜 200 克。

调料 蒜末 6 克，生抽、醋各 10 克，辣椒油 5 克，香油 3 克，鸡精少许。

做法

1. 海蜇皮用清水浸泡去盐，洗净、切丝；白萝卜洗净，切丝。

2. 盛器中放入海蜇丝和白萝卜丝，加入蒜末、生抽、醋、鸡精、辣椒油、香油拌匀即可。

健康 / 烹饪提示 生拌海蜇丝时，应将海蜇丝用凉开水反复冲洗干净，再晾干，预防食物中毒。

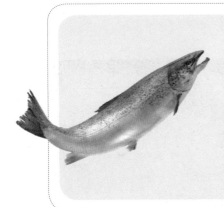

鲑鱼
提供多不饱和脂肪酸

嘌呤含量 低

热量 581 千焦（以每 100 克可食部计）

推荐用量 每天宜吃 100 克

哪个季节吃最有营养 秋季

抗痛风原理

鲑鱼中含丰富的钾和多不饱和脂肪酸。多不饱和脂肪酸不仅有保护心脑血管的作用，还能降低体内胆固醇含量，适合痛风缓解期食用。

健康吃法

鲑鱼清蒸最佳，这样既能使味道鲜美清香，还能避免过多的营养流失。

食用宜忌

✔ 鲑鱼富含不饱和脂肪酸，能降低血脂和血胆固醇，心脑血管疾病患者适宜经常食用。

✘ 鲑鱼中钠含量较高，高血压患者不宜过多食用。

宜食时期

痛风缓解期可食用。

痛风优势营养素（每 100 克可食部）

营养成分	含量	功效
维生素 B_1	0.07 毫克	促进消化，防止脚气病
维生素 B_2	0.18 毫克	预防口腔溃疡
钾	361 毫克	利尿、降压
硒	29.47 微克	提高人体免疫力，抗衰老
硒	15.54 微克	保护心脑血管

中、低嘌呤食物巧搭配

菜名	食物搭配	嘌呤含量
柠檬鲑鱼	鲑鱼 300 克，柠檬 50 克	73.7 毫克 中
清蒸鲑鱼	鲑鱼 400 克	96 毫克 中

痛风食疗方

酸梅酱烤鲑鱼

材料　鲑鱼肉 150 克。

调料　酸梅酱、盐、植物油各适量。

做法

1. 鲑鱼肉切小块，用盐腌制 10 分钟左右。
2. 准备烤盘和锡纸，在锡纸上刷一层植物油，铺在烤盘上，鲑鱼块铺在锡纸上，并涂一层植物油，淋上酸梅酱。
3. 将准备好的鲑鱼放入烤箱内，烤 10 分钟即可。

健康 / 烹饪提示　鲑鱼做成八成熟最好，可以保存其肉质的鲜嫩，同时也能祛除鱼腥味。

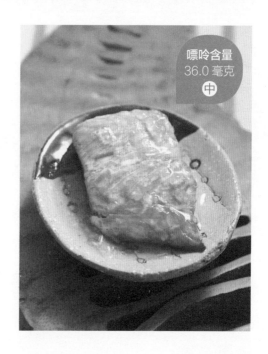

嘌呤含量
36.0 毫克
中

清蒸鲑鱼

材料　鲑鱼 300 克。

调料　葱、姜片、盐、料酒及蚝油各适量。

做法

1. 鲑鱼去鳞和鳃，洗净；葱洗净，切段，切丝。
2. 取葱段、姜片、料酒和盐，将鲑鱼腌制 30 分钟，放入蒸笼蒸 20 分钟。
3. 鲑鱼装盘，放葱丝、蚝油汁勾兑成鲜汁浇在鱼上即可。

健康 / 烹饪提示　吃鲑鱼的时候，搭配白萝卜一起食用，能有效降低鲑鱼的油腻感。

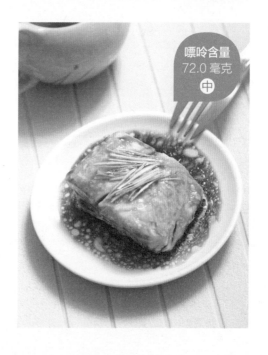

嘌呤含量
72.0 毫克
中

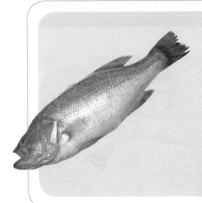

鲈鱼

健脾补肾，利于滋补

嘌呤含量 中
热量 439 千焦（以每 100 克可食部计）
推荐用量 每天宜吃 100 克
哪个季节吃最有营养 秋末冬初

抗痛风原理

鲈鱼味甘，性平，归肾、脾经，因含丰富蛋白质和营养元素，具有补肝肾、益脾胃的功效。鲈鱼嘌呤含量属于中等，痛风患者在缓解期可适量食用。

健康吃法

鲈鱼肉质白嫩、清香，无腥，最宜清蒸、红烧或炖汤。适量食鲈鱼可补益五脏，益筋骨，调和肠胃，治疗水气，腌制或晒干更好，能补益肝肾，安胎，但要避免多食。

食用宜忌

✔《食疗本草》中说："安胎、补中，鲈鲑尤佳。"因此，贫血头晕、妇女妊娠水肿、胎动不安等非常适宜食用。

✘ 一次不能吃过多鲈鱼，否则会导致腹胀。

宜食时期

痛风缓解期可适量食用。

痛风优势营养素（每 100 克可食部）

营养成分	含量	功效
钙	138 毫克	维持牙齿、骨骼健康，预防骨质疏松
硒	33.06 微克	提高免疫力，抗氧化，防癌抗癌

痛风食疗方

鲈鱼大米粥

嘌呤含量
129.2 毫克
中

材料 鲈鱼 100 克，大米 50 克。

调料 盐、葱、姜、胡椒粉各适量。

做法

1. 鲈鱼去鳞和内脏，去大刺，切片，用调料煨好。

2. 大米下锅加水，煮至八成熟，加入鱼片煮熟。

3. 熟后加盐调味即可。

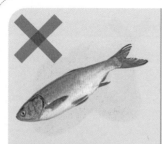
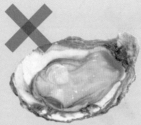
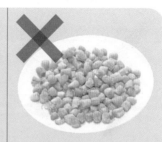

鲢鱼
（每 100 克可食部）

嘌呤含量　202 毫克 高	
胆固醇　99 毫克	
热量　435 千焦	
脂肪　3.6 克	
蛋白质　17.8 克	

牡蛎
（每 100 克可食部）

嘌呤含量　239 毫克 高	
胆固醇　100 毫克	
热量　305 千焦	
脂肪　2.1 克	
蛋白质　5.3 克	

干贝
（每 100 克可食部）

嘌呤含量　390 毫克 高	
胆固醇　348 毫克	
热量　1105 千焦	
脂肪　2.4 克	
蛋白质　55.6 克	

少吃的理由

　　这些水产类食物虽然味道鲜美，但是其中嘌呤的含量极高，吃这些食物不但不能给痛风患者带来缓解，反而会导致痛风症状加重，使病情恶化，患者遭受折磨，影响身心健康。因此，痛风患者最好不要食用以上这些水产品。

对并发症的危害

　　干贝含有较多的胆固醇及热量，极易引发动脉粥样硬化，导致心、脑等重要器官的血液供应不足，当斑块破裂后，胆固醇和血管壁的其他物质直接与血液接触，可引起血液凝集，导致血流中断。痛风并发高血压的患者如果过多食用干贝可引发中风、脑卒中、冠心病等疾病。

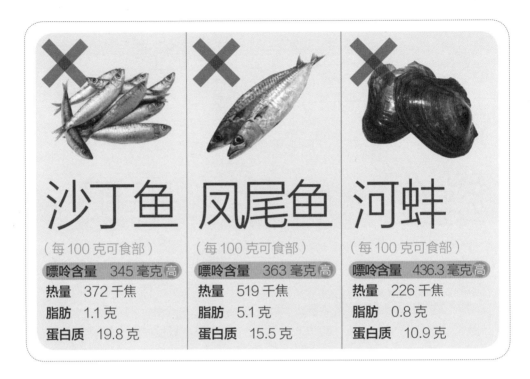

✕	✕	✕
沙丁鱼	**凤尾鱼**	**河蚌**
（每100克可食部）	（每100克可食部）	（每100克可食部）
嘌呤含量　345毫克 高	嘌呤含量　363毫克 高	嘌呤含量　436.3毫克 高
热量　372千焦	热量　519千焦	热量　226千焦
脂肪　1.1克	脂肪　5.1克	脂肪　0.8克
蛋白质　19.8克	蛋白质　15.5克	蛋白质　10.9克

少吃的理由

水产品是否适合痛风患者食用，主要取决于嘌呤含量。以上这些水产品所含的嘌呤非常高，痛风患者食用容易摄入过多的嘌呤，对病情恢复很不利，因此应忌吃。

应该怎么吃

水产品中通常富含不饱和脂肪酸，不饱和脂肪酸对心脑血管系统具有保护作用，而痛风患者又是心脑血管疾病的高发人群。因此，痛风患者不应一概而论地忌食水产品，而应根据不同水产品嘌呤含量而定，忌食嘌呤含量高的水产品。

每周吃多少

在痛风缓解期适当食用低嘌呤、中嘌呤水产品，推荐每周吃鱼2次，每次食用量少于100克为宜。

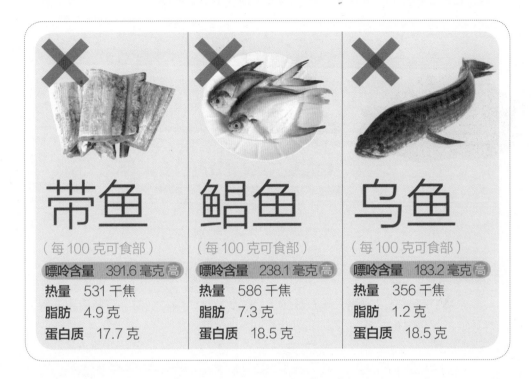

带鱼
（每100克可食部）
嘌呤含量　391.6 毫克 高
热量　531 千焦
脂肪　4.9 克
蛋白质　17.7 克

鲳鱼
（每100克可食部）
嘌呤含量　238.1 毫克 高
热量　586 千焦
脂肪　7.3 克
蛋白质　18.5 克

乌鱼
（每100克可食部）
嘌呤含量　183.2 毫克 高
热量　356 千焦
脂肪　1.2 克
蛋白质　18.5 克

少吃的理由

这些鱼所含的嘌呤很高，痛风患者食用容易摄入过多的嘌呤，对病情不利。另外，在中医里，带鱼、鲳鱼属于传统发物，会加重痛风患者的红肿热痛症状。

应该怎么吃

对于严格限制水产品的痛风患者，应当注意补充其他种类的优质蛋白质，尤其是有心脑血管疾病的患者，更应注意补充不饱和脂肪酸。

每周吃多少

海蜇和海参的嘌呤含量很低。植物性水产品海藻也属于低嘌呤食物，痛风患者适当食用对改善心脑血管疾病有好处。所以，这些嘌呤含量低的水产品，痛风患者完全可以吃。一般隔两天可以吃一次，每次食用量少于100克。

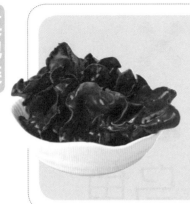

黑木耳 · 适合痛风并发高脂血症患者

嘌呤含量 低

热量 858 千焦（干）（以每 100 克可食部计）

推荐用量 每天宜吃 50～70 克（水发）

哪个季节吃最有营养 一年四季

抗痛风原理

黑木耳含有丰富的糖类、膳食纤维及钾等，能促进尿酸排出，缓解痛风症状。另外，所含的维生素K可有效减少血液的凝固，防止血栓形成；磷脂能降低胆固醇。因此，痛风以及合并高血脂的患者可经常食用。

健康吃法

烹饪黑木耳时可以加些黄瓜，因为黄瓜能抑制体内糖分转化为脂肪，具有降脂、减肥的功效，二者合用，可以帮助痛风患者预防高血压、高脂血症等并发症。

食用宜忌

✗ 鼻出血、齿龈出血、胃肠道出血等出血性疾病患者不宜食用。

✗ 黑木耳易滑肠，患有慢性腹泻的病人应慎食，否则会加重腹泻症状。

宜食时期

痛风急性期和缓解期都可食用。

痛风优势营养素（每 100 克可食部）

营养成分	含量	功效
维生素 B_2	0.44 毫克	预防口腔溃疡
钾	757 毫克	利尿、降压
铁	97.4 毫克	预防缺铁性贫血
锰	8.86 毫克	维持正常的糖代谢和脂肪代谢

中、低嘌呤食物巧搭配

菜名	食物搭配	嘌呤含量
木耳炒莴笋	木耳 100 克（水发），莴笋 100 克	58.8 毫克 中
木耳拌黄瓜	木耳 100 克（水发），黄瓜 100 克	23.4 毫克 低

痛风食疗方

木耳蒸蛋

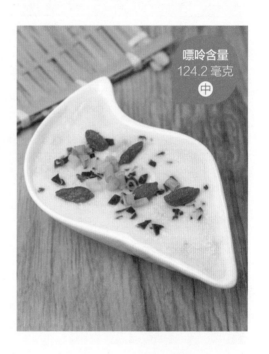

嘌呤含量
124.2 毫克
中

材料 水发黑木耳 30 克，鸡蛋 1 个（约 60 克），枸杞子 5 克。

调料 盐 3 克。

做法

1. 黑木耳洗净，切碎；鸡蛋打散，加盐调味，并加入适量白开水搅拌均匀，将切碎的黑木耳放入蛋液中。

2. 锅内加水烧开，将蛋液隔水蒸 10 分钟，关火取出，放上枸杞子即可。

健康 / 烹饪提示 用少许醋或面粉轻轻搓洗水发黑木耳，能很快除去木耳表面的脏物。

洋葱炒木耳

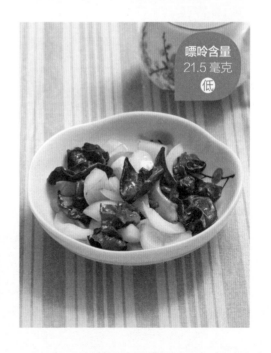

嘌呤含量
21.5 毫克
低

材料 水发黑木耳 150 克，洋葱 100 克。

调料 鸡精、盐、生抽、植物油各适量。

做法

1. 黑木耳撕成小朵，挤干水分；洋葱洗净切大块。

2. 锅置火上，倒入植物油烧至六成热，下入洋葱爆炒，然后放入发好的黑木耳继续翻炒一分钟，再加入盐、生抽和鸡精，翻炒片刻即可。

健康 / 烹饪提示 洋葱下锅后，要炒好再加调料，让洋葱的香味充分融合到油中，使菜的香味更浓更足。

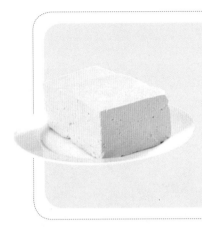

豆腐

痛风患者的"植物肉"

嘌呤含量 中
热量 342 千焦（以每 100 克可食部计）
推荐用量 每天宜吃 80～100 克
哪个季节吃最有营养 四季

抗痛风原理

豆腐有"植物肉"的美称，营养丰富，可降血脂，降低血压，对痛风有一定的辅助防治功效。在大豆制成豆腐的过程中，大部分嘌呤已经流失，因此，痛风患者缓解期可以适量食用。

健康吃法

痛风患者可用豆腐替代一部分鱼虾和肉类，从而减少动物性蛋白质的摄入量，防止体内合成更多的尿酸。

食用宜忌

✔豆腐中缺少人体必需的氨基酸——蛋氨酸，烧菜时把它和肉类、蛋类食物搭配在一起，可大大提高豆腐中蛋白质的利用率。

✔南豆腐水分比较多，也比较嫩，不适合炒菜，但可以用来做汤。而北豆腐看上去比较老，适合炒菜、红烧。

宜食时期

痛风缓解期食用。

痛风优势营养素（每 100 克可食部）

营养成分	含量	功效
钾	125 毫克	利尿降尿酸，调整血压
钙	164 毫克	强健骨骼，降血压
维生素 E	2.71 克	改善微循环，保护血管健康

中、低嘌呤食物巧搭配

菜名	食物搭配	嘌呤含量
菠萝豆腐	豆腐 100 克，菠萝肉 50 克	59.9 毫克 中
豆腐炒白菜	豆腐 80 克，大白菜 150 克	62.3 毫克 中
豆腐炒番茄	豆腐 100 克，番茄 120 克	59.5 毫克 中

痛风食疗方

茼蒿豆腐

材料 茼蒿 100 克,豆腐 200 克。

调料 葱花 5 克,盐 3 克,水淀粉、植物油适量。

做法

1. 豆腐洗净,切丁;茼蒿择洗净,切末。

2. 炒锅置火上,倒入植物油烧至七成热,放葱花炒香,放入豆腐丁翻炒均匀。

3. 锅中加适量清水,烧沸后转小火,倒入茼蒿末翻炒 2 分钟,用盐调味,用水淀粉勾芡即可。

健康 / 烹饪提示 先把豆腐泡在盐水里 30 分钟,下锅后就不容易破了。

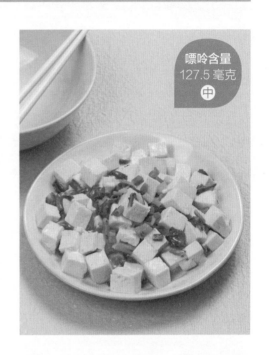

嘌呤含量
127.5 毫克
中

滑炒豆腐

材料 豆腐 250 克,胡萝卜 100 克,鸡蛋清 1 个,冬笋 50 克。

调料 葱末、姜末、水淀粉各 5 克,盐 3 克。

做法

1. 豆腐洗净,切小块,加少许盐、鸡蛋清、水淀粉拌匀;胡萝卜、冬笋洗净,切片。

2. 油锅烧热,爆香葱末、姜末,放豆腐块、冬笋片、胡萝卜片滑炒,加入盐略炒,用水淀粉勾芡即可。

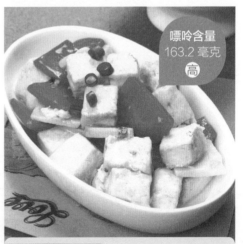

嘌呤含量
163.2 毫克
高

健康 / 烹饪提示 这道菜性偏寒,胃寒者和易出现腹泻、腹胀的人以及常出现遗精的肾亏患者慎食。

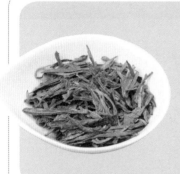

绿茶

利尿，降压，降脂

嘌呤含量 低

热量 1370 千焦（以每 100 克可食部计）

推荐用量 每天宜用 5 克

哪个季节吃最有营养 夏季

抗痛风原理

茶是利尿剂，尤其是未经发酵的绿茶，其含有较多具有利尿作用的咖啡因、钾，以及具有预防尿酸升高的维生素 C，所以痛风患者很适合喝绿茶。

健康吃法

维生素 C 不耐高温，冲泡绿茶的水温不应超过 85℃。

食用宜忌

✔ 冲泡绿茶时先用 1/4 水把茶叶润一润，过 20 秒或半分钟再冲水饮用，泡绿茶一般不盖盖子，否则茶汤会发黄。

✘ 空腹喝。空腹喝茶可引发头晕、心慌、四肢无力等症状。

宜食时期

痛风急性期和缓解期均可食用。

痛风优势营养素（每 100 克可食部）

营养成分	含量	功效
钾	1661 毫克	利尿降尿酸，调整血压
钙	325 毫克	强健骨骼，降血压
胡萝卜素	5800 微克	预防心脏疾病，抵抗衰老
维生素 C	19 毫克	防止体内尿酸升高
维生素 E	9.57 毫克	改善微循环，保护血管健康

中、低嘌呤食物巧搭配

菜名	食物搭配	嘌呤含量
龙井虾仁	虾仁 50 克，龙井茶叶 3 克	50.1 毫克 中
龙井豆腐汤	嫩豆腐 80 克，龙井茶叶 3 克	44.5 毫克 中
碧螺春炒鸡丝	鸡胸肉 30 克，碧螺春茶叶 3 克	41.2 毫克 中

痛风食疗方

绿茶芝麻薄饼

材料 面粉 50 克，绿茶粉 15 克，鸡蛋
1 个，黑芝麻、白芝麻、椰蓉、花
生碎各适量。

调料 黄油 3 克、植物油适量。

做法

1. 鸡蛋打散；面粉倒入盛器中，加绿茶
   粉、黄油和适量清水搅成稀面糊，淋
   入蛋液搅匀，用细纱网过滤成面浆。

2. 取小碗，放入黑芝麻等果仁搅匀，做
   成馅料；煎锅置火上烧至温热，抹上
   植物油，倒入面浆摊成薄饼，两面煎
   熟，盛出，撒上薄薄的一层馅料，卷
   成卷，切菱形块，装盘即可。

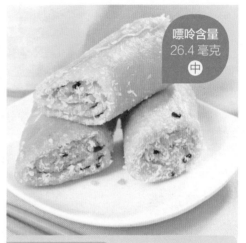

嘌呤含量
26.4 毫克
中

健康 / 烹饪提示 绿茶和芝麻搭配，可
护心抗癌，降低心脏病、癌症和脑卒
中危险。煎薄饼要用小火，以免煎煳。

绿茶粥

材料 绿茶 10 克，大米 50 克。

调料 白糖少许。

做法

1. 取绿茶先煮取浓汁约 1000 克。

2. 去茶叶，在茶叶浓汁中加入大米、白
   糖，再加入水 400 克左右，同煮为稀
   稠粥。

健康 / 烹饪提示 这道粥可以化痰消
食，利尿消肿，还有提神兴奋作用，
所以睡前不宜食用。

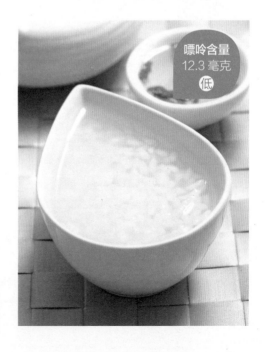

嘌呤含量
12.3 毫克
低

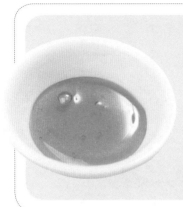

蜂蜜 | 保护心脑血管

嘌呤含量 低

热量 1343 千焦（以每 100 克可食部计）

推荐用量 每天宜吃 10~15 克

哪个季节吃最有营养 秋末冬初

抗痛风原理

蜂蜜中含有益于身心的钾，可维持血液中电解质平衡，促进尿酸的排泄；还有改善血液的成分，能促进心脑血管的健康，并有润肠通便之功，适合痛风患者及合并高血压患者食用。

健康吃法

肠胃不好的人最好选择用 30℃ 的水泡蜂蜜喝，可避免引起腹泻、肠胃炎等。

食用宜忌

✔ 决明子和蜂蜜二者搭配可起到润肠通便的功效，对治疗前列腺增生兼习惯性便秘者以及高血压、高脂血症也有一定效果。

✘ 豆腐性寒，能清热散血，与蜂蜜一起吃易导致腹泻；同时蜂蜜中的多种酶与豆腐中的多种矿物质、植物蛋白、有机酸一起吃，不利于人体的生化反应。所以，蜂蜜不能与豆腐一起食用。

宜食时期

痛风急性期和缓解期都可食用。

痛风优势营养素（每 100 克可食部）

营养成分	含量	功效
维生素 B_2	0.05 毫克	预防口腔溃疡
糖类	75.6 克	维持脑细胞正常功能

中、低嘌呤食物巧搭配

菜名	食物搭配	嘌呤含量
蜂蜜炖苹果	苹果 100 克，蜂蜜 10 克	1.4 毫克 低

痛风食疗方

蜂蜜柠檬绿茶

材料　柠檬半个，绿茶少许，蜂蜜1大勺。

做法

1. 开水冲泡绿茶，放10分钟左右，待绿茶泡出味道和颜色后，过滤掉茶叶。
2. 待茶温凉之后，加入柠檬和蜂蜜，搅拌均匀。
3. 直接饮用或放冰箱冷藏后加冰块饮用。

健康 / 烹饪提示 绿茶和蜂蜜配伍，相辅相成，能杀菌消炎，还能提高机体抵抗力。

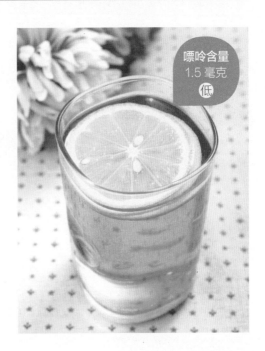

嘌呤含量
1.5 毫克
低

蜂蜜柚子茶

材料　柚子100克，蜂蜜50克。
调料　冰糖10克，盐适量。

做法

1. 柚子洗净擦干，取皮，切细丝，放盐腌一下；果肉剥出，用勺捣碎。
2. 将柚子皮、果肉和冰糖放入锅中，加水同煮开，转为小火，不停搅拌，熬至黏稠、柚皮金黄透亮，待柚子汤汁冷却，放入蜂蜜搅拌均匀即可。

健康 / 烹饪提示 将削好的柚子皮，用食盐反复搓，这样可以使它的苦味尽量变淡些，再用清水漂2~3遍。

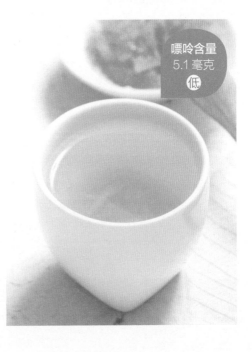

嘌呤含量
5.1 毫克
低

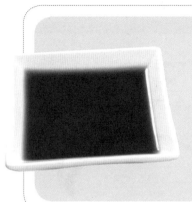

醋

软化血管，降低胆固醇

嘌呤含量 低

热量 1304 千焦（以每 100 克可食部计）

推荐用量 每天宜吃 20 克

哪个季节吃最有营养 四季

抗痛风原理

醋的主要成分是醋酸以及所含的磷、钾，能够有效地软化血管、降低胆固醇，预防动脉粥样硬化、促进尿酸排泄，适合痛风合并心脑血管疾病患者食用。

健康吃法

做菜时多放些醋，除了可增加菜肴的风味外，更重要的是可减少食盐的用量，起到预防高血压的作用。

食用宜忌

✔ 吃鸡蛋时加些醋食用，有利于心脑血管健康，还可美白。

✘ 空腹不宜喝醋，否则会刺激胃酸分泌过多，伤害胃壁。在餐与餐之间或饭后一小时再喝醋，可减少伤害，并辅助消化。

宜食时期

痛风急性期和缓解期都可食用。

痛风优势营养素（每 100 克可食部）		
营养成分	含量	功效
维生素 B_2	0.05 毫克	预防口腔溃疡
钾	351 毫克	利尿、降压
锰	2.97 毫克	维持神经和免疫系统功能，稳定血糖
铁	6 毫克	预防缺铁性贫血

中、低嘌呤食物巧搭配

菜名	食物搭配	嘌呤含量
醋熘白菜	白菜 150 克，醋 10 克	19.1 毫克 低

痛风食疗方

醋泡黑豆

材料 黑豆 50 克，醋 10 克。

调料 蒜瓣 5 克。

做法

1. 黑豆洗净，沥干，将黑豆放入平底锅内，炒至表皮裂开，关火待冷却。

3. 取一无油无水的干净容器，放入冷却的黑豆，倒入刚开瓶的醋，淹没黑豆，在表面放入蒜瓣，将容器密封起来，放置阴凉处或冰箱，冷藏保存一周后即可。

健康 / 烹饪提示 用小火炒黑豆，注意不要炒煳了。

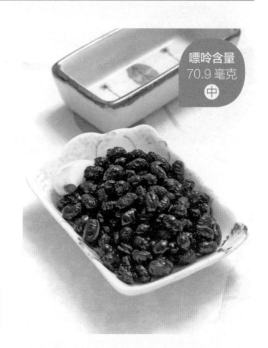

嘌呤含量 70.9 毫克
中

醋熘土豆丝

材料 土豆 200 克。

调料 醋、盐、花椒、干红辣椒各适量，植物油 4 克。

做法

1. 土豆洗净去皮，切细丝，浸泡 10 分钟。

2. 锅置火上，倒入植物油，待油烧至五成热，下花椒粒炸至表面开始变黑，捞出，放入干红辣椒炸出香味，加醋、土豆丝翻炒至熟，用盐调味即可。

健康 / 烹饪提示 土豆丝要用凉水泡一段时间，炒出来才比较脆；炒土豆丝油一定要热，醋要早放。

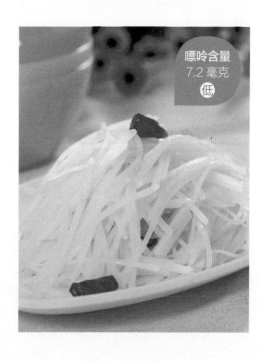

嘌呤含量 7.2 毫克
低

酱油 利于心脑血管疾病的预防

嘌呤含量 低

热量 264 千焦（以每 100 克可食部计）

推荐用量 每天宜吃 100 克

哪个季节吃最有营养 四季

抗痛风原理

酱油含有异黄醇，可降低人体胆固醇含量，从而减少心脑血管疾病的发病风险；其产生的抗氧化成分，能降低体内自由基的损害。适合痛风合并心脑血管疾病患者食用。

健康吃法

食用时，过早将酱油倒入锅内长时间蒸煮，会使酱油内的氨基酸受到破坏，糖分焦化变酸，营养价值降低，因此，最好等关火前再倒入酱油。

食用宜忌

✔ 酱油和排骨一起炖食，不但提味增色，更能使营养全面，有利于身体健康。

✘ 在服用治疗血管、胃肠道等疾病的药物时禁食酱油，否则会引起恶心、呕吐等症状。

宜食时期

痛风急性期和缓解期都可食用。

痛风优势营养素（每 100 克可食部）		
营养成分	含量	功效
烟酸	1.7 毫克	扩张血管，降血压
钾	337 毫克	利尿、降压
镁	156 毫克	保护心脑血管
铁	8.6 毫克	预防缺铁性贫血
磷	204 毫克	维护骨骼健康和神经系统功能，调整血压

中、低嘌呤食物巧搭配

菜名	食物搭配	嘌呤含量
凉拌葱头	葱头 100 克，黄瓜 50 克，青椒 20 克，酱油、醋各 3 克	18.74 毫克 低

痛风食疗方

素烧冬瓜

材料 冬瓜 200 克。

调料 葱段、酱油各 5 克，盐 2 克，植物油 5 克，鸡精、香菜各适量。

做法

1. 冬瓜洗净去皮、切块；香菜洗净，切段。

2. 锅置火上，倒入植物油烧至六成热，放入葱段爆香，然后加入冬瓜翻炒，加清水没过冬瓜，倒入酱油煮。

3. 至冬瓜变成透明状时，加盐、鸡精调味，盛入盘中，撒上香菜即可。

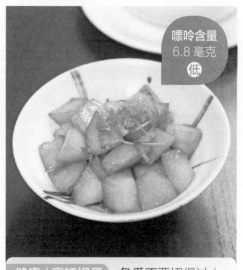

嘌呤含量 6.8 毫克 低

健康 / 烹饪提示 冬瓜不要切得过大，否则不容易煮至绵软。

核桃仁拌菠菜

材料 菠菜 200 克，核桃仁 20 克。

调料 盐 2 克，酱油 5 克，香油 3 克。

做法

1. 菠菜洗净，切段，放入沸水中焯一下。

2. 锅置火上，小火放入核桃仁煸炒一下，压碎。

3. 菠菜和核桃仁放入盘中，加入盐、酱油、香油拌匀即可。

健康 / 烹饪提示 菠菜捞出，用手将水稍微攥干，切去根部，再切成五六厘米的段。

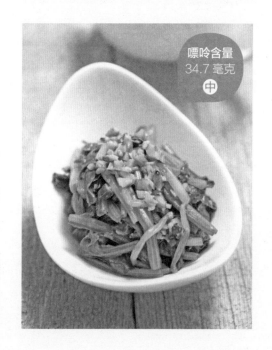

嘌呤含量 34.7 毫克 中

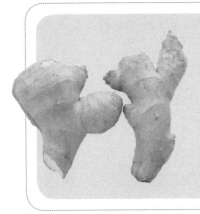

姜

活血消肿，祛风通络

嘌呤含量 低
热量 171 千焦（以每 100 克可食部计）
推荐用量 每天宜吃 10 克
哪个季节吃最有营养 夏季

抗痛风原理

姜富含挥发油，可抑制机体对胆固醇的吸收，增强血液循环，刺激胃分泌，促进消化，同时促进尿酸的排出，适用于痛风患者少量食用。

健康吃法

老姜味香，适合做调料食用。嫩姜芽脆嫩，可用来腌、浸、泡。姜各个部分有不同的功能，如姜皮可治皮肤浮肿，姜汁可用来散胃寒等。

食用宜忌

✔ 莲藕与姜同食，对心烦口渴、呕吐不止的症状有一定疗效。

✘ 吃姜不宜过多。一次摄入过多，姜所含的大量姜辣素会刺激肾脏，产生口干、咽痛、便秘等症状。

宜食时期

痛风急性期和缓解期都可食用。

痛风优势营养素（每 100 克可食部）		
营养成分	含量	功效
胡萝卜素	170 微克	维持眼睛和皮肤健康
维生素 A	28 微克视黄醇当量	增强免疫力，保护皮肤和视力
钾	295 毫克	利尿、降压
镁	44 毫克	保护心脑血管

中、低嘌呤食物巧搭配

菜名	食物搭配	嘌呤含量
生姜红糖茶	生姜 10 克，红糖 30 克，茶叶 3 克	0.53 毫克 低
姜汤	生姜 20 克，白糖 10 克	1.1 毫克 低

痛风食疗方

当归生姜羊肉汤

材料　羊肉200克，当归20克，姜片
　　　　10克。

调料　盐3克，香油5克。

做法

1. 羊肉洗净，切小块，用沸水焯烫去血
水；当归洗净，包入纱布袋中。

2. 锅内放入羊肉、当归、姜片后置火上，
倒入清水没过食材，大火煮开。

3. 小火煮至羊肉烂熟，取出当归，加盐
和香油调味即可。

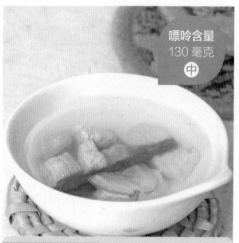

嘌呤含量
130毫克
中

健康 / 烹饪提示　平时怕热、易上火、
口腔溃疡、手足心热的人，以及风热感
冒、发热咽喉疼痛者，不宜服用此汤。

生姜粥

材料　生姜8克，大米100克，枸杞子
　　　　10克。

做法

1. 生姜洗净去皮，切末；大米淘洗干净；
枸杞子洗净。

2. 锅置火上，加适量清水煮沸，放入大
米、生姜末煮沸，加入枸杞子，用小
火熬煮30分钟。

健康 / 烹饪提示　克制吃姜引起的肝
火旺，可以同时配一些舒肝理气的食
物，如山楂、菊花，用它们泡茶喝，
就可以避免上火了。

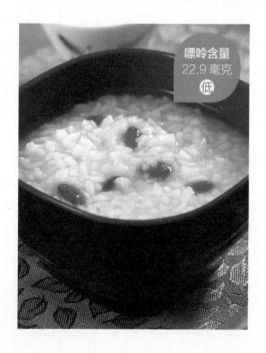

嘌呤含量
22.9毫克
低

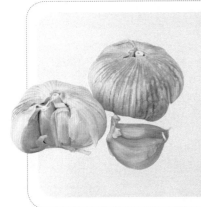

蒜

防止血栓形成，抑制胆固醇的沉积

嘌呤含量 低
热量 527 千焦（以每 100 克可食部计）
推荐用量 每天宜吃 15~20 克
哪个季节吃最有营养 夏季

抗痛风原理

大蒜中含有丰富的钾和含硫化合物，能够促进体内尿酸盐的溶解和排出，并有降血脂及预防冠心病、动脉硬化和血栓的作用，适合痛风患者少量食用。

健康吃法

大蒜所含的大蒜素遇热、遇咸会很快失去作用，如果想达到最好的保健效果，食用大蒜最好捣碎成泥，先放10~15分钟，让蒜氨酸和蒜酶在空气中结合产生大蒜素后再生食。

食用宜忌

✔ 新鲜大蒜的每日食用量为 3~5 克，以免摄入过量，引起胃部不适或腹泻。

✘ 空腹不宜食用大蒜；有消化道疾病的患者也不宜多食，以免刺激肠胃。

宜食时期

痛风急性期和缓解期都可食用。

痛风优势营养素（每 100 克可食部）

营养成分	含量	功效
维生素 C	7 毫克	提高免疫力，保护牙龈
钾	302 毫克	利尿、降压
磷	117 毫克	维护骨骼健康，调整血压
硒	3.09 微克	提高免疫力，抗氧化，延缓衰老

中、低嘌呤食物巧搭配

菜名	食物搭配	嘌呤含量
蒜泥茄子	茄子 100 克，大蒜 10 克	18.1 毫克 低

痛风食疗方

大蒜粥

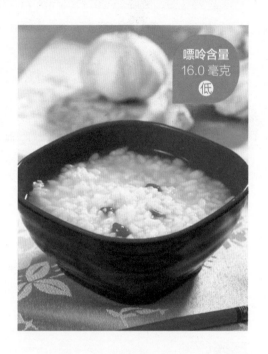

嘌呤含量
16.0 毫克
低

材料 紫皮蒜 10 克，大米 100 克。

调料 香油、盐、白糖各适量。

做法

1. 大蒜去皮，放沸水中煮 1 分钟捞出。

2. 取大米放入煮蒜水中煮成稀粥，将大蒜再次放入同煮，待煮熟为粥，调入香油、盐、白糖即可。

健康 / 烹饪提示 吃蒜后的口腔异味，可用嚼茶叶或用醋漱口来缓解。此外，吃了大蒜后嚼一些花生仁、核桃仁或杏仁等蛋白质含量较高的食物，也可以去除口中的蒜味。

大蒜生姜红糖饮品

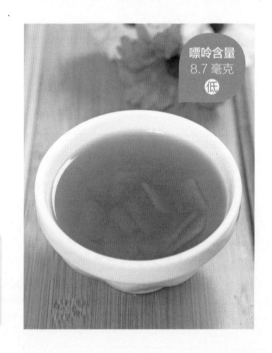

嘌呤含量
8.7 毫克
低

材料 大蒜、生姜各 10 克。

调料 红糖适量。

做法

1. 大蒜去皮，切片；生姜去皮，洗净，切片。

2. 将大蒜、生姜放入锅内，用清水煎煮，最后加入红糖即可。

健康 / 烹饪提示 切大蒜后也不要急着下锅，拍碎或捣碎的大蒜放置 10~15 分钟后再下锅，能最大限度发挥大蒜的功效。

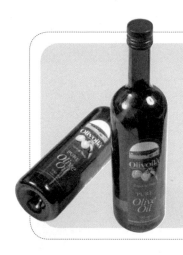

橄榄油

嘌呤含量 低

热量 3761 千焦（以每 100 克可食部计）

推荐用量 每天宜吃 30 克

哪个季节吃最有营养 四季

抗痛风原理

橄榄油富含单不饱和脂肪酸和多不饱和脂肪酸，前者可增加胰岛素的敏感性，起到预防和控制糖尿病的作用，适合痛风合并糖尿病患者经常食用。

健康吃法

在高温环境下，橄榄油中的微量物质——多酚类，容易被破坏，其所含的单不饱和脂肪酸加热到一定程度容易变成反式脂肪酸，对身体健康不利。所以，橄榄油最好不要用于炒菜，更适合凉拌。

食用宜忌

◆ 特级初榨橄榄油营养素保存最好，质量上佳，是首选。橄榄油适合做清淡的凉菜，也可用于短时间的快炒，如炒青菜较好，但油温不宜过高。

◆ 急性肠胃炎患者、腹泻者忌食。

宜食时期

痛风急性期和缓解期都可食用。

痛风优势营养素（每 100 克可食部）		
营养成分	含量	功效
维生素 C	45 毫克	提高免疫力
钾	60 毫克	利尿、降压
镁	55 毫克	保护心脑血管

中、低嘌呤食物巧搭配

菜名	食物搭配	嘌呤含量
橄榄油拌黄瓜	黄瓜 200 克，橄榄油 5 克	6.6 毫克 低

痛风食疗方

橄榄油土豆沙拉

材料　土豆150克，小萝卜、黄瓜各100克。

调料　橄榄油5克，白醋10克，盐2克，胡椒粉少许。

做法

1. 土豆去皮洗净，切块，清水浸泡10分钟，沸水煮熟；萝卜和黄瓜洗净，切块。
2. 将土豆块、萝卜块、黄瓜块一起放入碗中，加橄榄油、白醋、盐、胡椒粉拌匀即可。

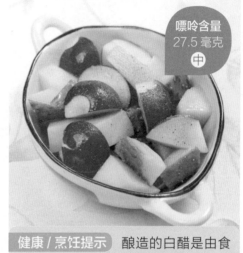

嘌呤含量
27.5毫克
中

健康 / 烹饪提示　酿造的白醋是由食用酒精发酵而成，所以痛风患者每次不宜多食。

奶油玉米汤

材料　黄柿子椒50克，鲜玉米粒100克。

调料　奶油、盐、白胡椒粉各适量，橄榄油5克。

做法

1. 黄柿子椒洗净，切丁；锅中倒入橄榄油，放入玉米粒、黄柿子椒丁翻炒至熟。
2. 锅中倒入适量清水，大火煮沸转小火煮20分钟，倒入榨汁机中搅打成浓汤，倒回锅中，放入奶油搅拌均匀，用盐和白胡椒粉调味即可。

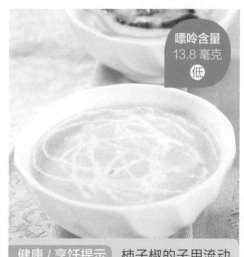

嘌呤含量
13.8毫克
低

健康 / 烹饪提示　柿子椒的子用流动水冲出，烹调时要急火快炒，保持其原有的色味。

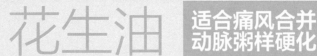

花生油

适合痛风合并动脉粥样硬化者

嘌呤含量 低

热量 3761 千焦（以每 100 克可食部计）

推荐用量 每天不超过 30 克

哪个季节吃最有营养 四季

抗痛风原理

花生油含单不饱和脂肪酸、白藜芦醇、油酸和亚油酸等，帮助降低血清胆固醇，软化血管及预防动脉硬化，适宜痛风合并动脉粥样硬化的患者。

健康吃法

花生油含有大量脂肪，每 100 克含有 99.9 克，食用过多对心脑血管不利，甚至可能导致肥胖，因此食用不要过量。同时，不要反复加热食用，这样容易产生许多对人体健康有害的物质。

食用宜忌

✔ 花生油是各类脂肪酸较为均衡的油，适合炒、煎、煮、炖。

✘ 反复加热。因为吃多次加热的油，与很多疾病都有关系，如脂肪肝、高血脂、高血压、胃病、肥胖等。

✘ 食用花生油最好加热食用，不宜凉拌。

宜食时期

痛风急性期和缓解期都可食用。

痛风优势营养素（每 100 克可食部）

营养成分	含量	功效
维生素 E	42.06 毫克	抗氧化，防癌抗癌，延缓衰老
铁	2.9 毫克	预防缺铁性贫血

中、低嘌呤食物巧搭配

菜名	食物搭配	嘌呤含量
茄子炖土豆	茄子 150 克，土豆 100 克	25.1 毫克 中
茄子烧番茄	茄子 100 克，番茄 100 克	18.9 毫克 低

痛风食疗方

蒜泥茄子

材料　茄子 200 克，大蒜 10 克。

调料　盐、白糖、香油各适量。

做法

1. 茄子洗净，去蒂，切大片，放入蒸锅中蒸烂，取出，晾凉。

2. 将大蒜捣成蒜泥，加入白糖、香油和盐调味，拌匀成调味汁。

3. 将调味汁浇在晾凉的茄子上，拌匀食用即可。

健康 / 烹饪提示　大蒜打碎成泥容易氧化变绿不宜久存，应于当日吃完。

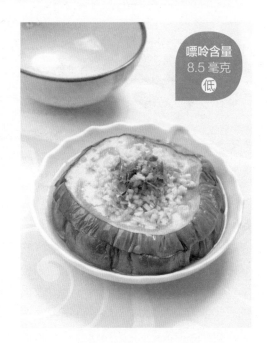

嘌呤含量
8.5 毫克
低

炝白萝卜条

材料　白萝卜 250 克。

调料　葱花、花椒粒、盐、鸡精各适量，花生油 5 克。

做法

1. 盐、鸡精放入切好的白萝卜条上。

2. 炒锅置火上，倒入花生油，待油烧至七成热，放入葱花和花椒粒炒香，关火，淋在白萝卜条上，拌匀即可。

健康 / 烹饪提示　生吃白萝卜条可开胃、促进消化。不过，生吃要细嚼，才能使细胞中有效成分释放出来。

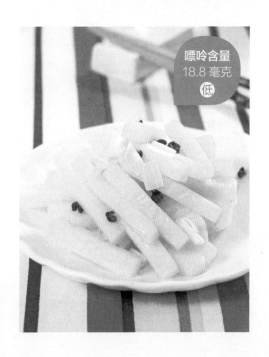

嘌呤含量
18.8 毫克
低

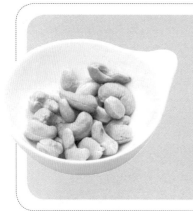

腰果 预防心脑血管疾病

嘌呤含量 中

热量 2309 千焦（以每 100 克可食部计）

推荐用量 每天宜吃 10 克

哪个季节吃最有营养 秋季（9 月份）

抗痛风原理

腰果含有的某些营养元素有很好的软化血管作用，可以保护血管、预防心脑血管疾病；经常食用腰果可以提高机体抗病能力；所含维生素 B_1 的含量仅次于芝麻和花生仁，可补充体力、消除疲劳，适合痛风病人食用。

健康吃法

做菜时，为降低热量，直接炒比较好，不需要加油。另外，使用前最好将腰果洗净并浸泡 5 个小时。

食用宜忌

✘ 由于腰果脂肪含量偏高，血脂异常的患者多食无益。

✘ 腰果含油脂丰富，故不适合胆功能严重不良者及肠炎、腹泻患者和痰多患者食用。

宜食时期

痛风急性期和缓解期都可食用。

痛风优势营养素（每 100 克可食部）		
营养成分	含量	功效
钾	503 毫克	利尿、降压
镁	153 毫克	保护心脑血管
磷	395 毫克	维护骨骼健康和神经系统功能，调整血压
铜	1.43 毫克	协助骨骼、血红蛋白和红细胞形成
锰	1.8 毫克	维持神经核免疫系统，稳定血糖

中、低嘌呤食物巧搭配

菜名	食物搭配	嘌呤含量
南瓜腰果汤	南瓜 200 克，腰果 50 克	45.7 毫克 中

痛风食疗方

腰果拌西芹

材料　腰果 50 克，西芹 250 克。

调料　香油、盐、鸡精各适量。

做法

1. 西芹洗净，切片，用热水氽烫；油炸腰果至浅黄捞出，凉透备用。
2. 将西芹和盐、鸡精、香油拌匀，撒上腰果即可。

健康 / 烹饪提示　将西芹段放入沸水中氽烫 10 秒钟即可捞起过凉，这样口感更脆爽，营养成分也流失少。

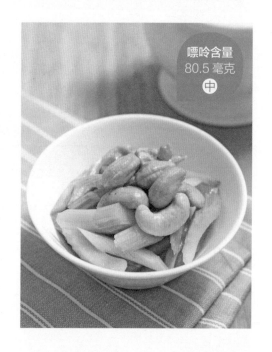

嘌呤含量
80.5 毫克
中

腰果鸡丁

材料　腰果 10 克，鸡胸肉 100 克。

调料　葱花、姜末、料酒、酱油、淀粉、盐各适量，植物油 4 克。

做法

1. 腰果洗净，炒熟；鸡胸肉洗净，切丁，加淀粉和料酒抓匀，腌渍 15 分钟。
2. 原锅底油烧至七成热，加葱花和姜末炒香，倒入鸡肉丁翻炒，淋入适量酱油，放入炒熟的腰果，翻炒均匀，用盐调味即可。

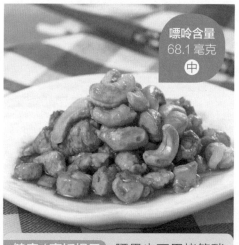

嘌呤含量
68.1 毫克
中

健康 / 烹饪提示　腰果也可用烤箱稍加烘烤，而不用炒，为了保持腰果的酥脆，一定要最后放入。

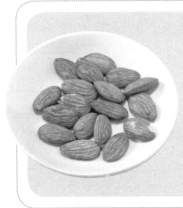

杏仁 降低多种痛风并发症

嘌呤含量 中

热量 2351 千焦（以每 100 克可食部计）

推荐用量 每天宜吃 10 克

哪个季节吃最有营养 秋季

抗痛风原理

杏仁含有丰富的维生素 E、蛋白质、钾及不饱和脂肪酸，有降压、降脂，预防心脑血管疾病的效果，可以防止痛风合并心脏疾病、高血压等症。

健康吃法

杏仁用榨汁机磨成细浆，煮成杏仁露，有降低高脂血症、动脉粥样硬化、血清胆固醇以及三酰甘油水平的功效。因此，痛风合并高脂血症患者可以选择这种食用方法。

食用宜忌

✔ 少量食用苦杏仁能止咳平喘，润肠通便，可治疗肺病、咳嗽等疾病。

✘ 苦杏仁有毒，需要用水浸泡后再煮才能食用；另外还应避免多食。

宜食时期

痛风急性期和缓解期都可食用。

痛风优势营养素（每 100 克可食部）		
营养成分	含量	功效
维生素 E	0.95 毫克	提高免疫力
钾	728 毫克	利尿、降压
钙	248 毫克	维护骨骼牙齿健康，促进生长
磷	474 毫克	维护骨骼健康，调整血压
铁	4.3 毫克	预防缺铁性贫血
碘	8.4 毫克	维持甲状腺功能

中、低嘌呤食物巧搭配

菜名	食物搭配	嘌呤含量
核桃杏仁汤	杏仁 10 克，核桃仁 25 克，生姜 10 克	24.2 毫克 低
杏仁露	杏仁 20 克，鲜牛奶 100 克，糯米粉 10 克，细砂糖 10 克	7.8 毫克 低

痛风食疗方

草莓杏仁奶

材料　草莓100克，杏仁20克，牛奶100毫升。

做法

1. 草莓洗净，切块；杏仁洗净，切碎。
2. 将备好的材料和牛奶一起放入果汁机中，搅打均匀即可。

健康 / 烹饪提示　如果不想喝冷饮，可以先将牛奶用微波炉或者奶锅稍微加热后再打汁。

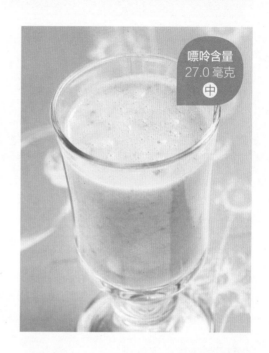

嘌呤含量
27.0毫克
中

花生杏仁粥

材料　大米100克，花生仁（生）20克，杏仁10克。

做法

1. 花生仁洗净，冷水泡软；杏仁焯水烫透，备用；大米淘洗干净，浸泡半小时，沥干。
2. 大米放入锅中，加入适量冷水用旺火煮沸；转小火，下入花生仁，煮约45分钟，再放入杏仁搅拌均匀，煮15分钟即可。

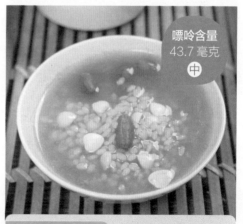

嘌呤含量
43.7毫克
中

健康 / 烹饪提示　花生杏仁粥宜温热时服食，可做早晚餐，此粥对咳嗽等呼吸道疾病有较好的疗效，具有止咳平喘之功。

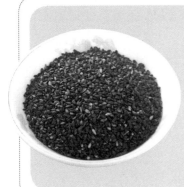

黑芝麻 促进胆固醇代谢

嘌呤含量 中

热量 2221 千焦（以每 100 克可食部计）

推荐用量 每天宜吃 10 克

哪个季节吃最有营养 秋季

抗痛风原理

黑芝麻含有丰富的维生素 E、营养元素及不饱和脂肪酸，可以促进胆固醇代谢，增加血管弹性，促进体内尿酸的排出，对痛风患者有很大的益处。

健康吃法

黑芝麻的外皮营养很丰富，皮稍硬，食用时应该将其碾碎，有助于营养的吸收。

食用宜忌

✔ 黑芝麻皮稍硬，食用时应该将其碾碎，以提高营养物质的吸收。

✘ 慢性肠炎、牙痛、腹泻、消化功能较弱者少食。

宜食时期

痛风缓解期可适量食用。

痛风优势营养素（每 100 克可食部）

营养成分	含量	功效
维生素 B₁	0.24 毫克	预防脚气病
维生素 B₂	0.2 毫克	预防口腔溃疡
维生素 E	38.28 毫克	提高免疫力，防衰抗老
钙	946 毫克	维持骨骼牙齿健康，促进生长发育
镁	530 毫克	保护心脑血管
磷	202 毫克	维护骨骼健康，调整血压

中、低嘌呤食物巧搭配

菜名	食物搭配	嘌呤含量
黑芝麻大米粥	大米 200 克，黑芝麻 10 克	42.5 毫克 中

痛风食疗方

黑芝麻拌海带

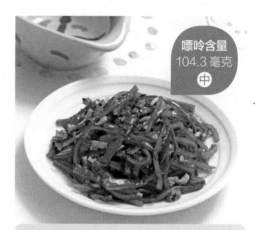

嘌呤含量
104.3 毫克
（中）

材料　新鲜海带 100 克，熟黑芝麻 10 克。

调料　玉米油 5 克，料酒、蒜泥、香菜碎、醋、生抽、白糖、盐各适量。

做法

1. 海带洗净，开水焯一下，捞出沥干，切丝。

2. 蒜泥、熟黑芝麻添加盐、白糖、生抽、醋、料酒搅拌均匀，加入玉米油，拌入海带丝中，最后撒上香菜碎即可。

健康 / 烹饪提示　海带中很可能含有有毒物质——砷，所以烹制前应先用清水浸泡两三个小时，中间应换一两次水。

黑芝麻糊

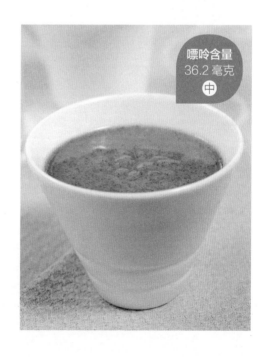

嘌呤含量
36.2 毫克
（中）

材料　生黑芝麻 50 克，糯米粉 100 克。

调料　白糖 5 克。

做法

1. 生黑芝麻挑去杂质，炒熟，碾碎；糯米粉加适量清水，调匀。

2. 黑芝麻碎倒入锅内，加适量水烧开后，改为小火，加白糖调味。

3. 把糯米粉慢慢淋入锅内，勾芡成浓稠状即可。

健康 / 烹饪提示　将糯米粉淋入锅内后，应开小火，边煮边不时搅拌至沸腾。

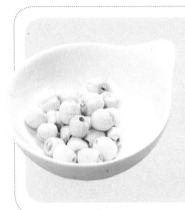

莲子

利肾护心利康复

嘌呤含量 中

热量 1439 千焦（以每 100 克可食部计）

推荐用量 每天宜吃 10 克

哪个季节吃最有营养 秋季

抗痛风原理

莲子中含有丰富的钙、磷和钾，能够促进凝血、活化酶类、调节水盐代谢、维持心脏的节律性，能防止高尿酸对心和肾的伤害。适宜痛风患者食用。

健康吃法

用莲子煮粥、煲汤营养吸收效果较好，可帮助痛风患者恢复精力，增强抵抗力。

食用宜忌

✔ 炒莲子性平偏温，固涩作用增强，可健脾止泻，补肾固精，对脾虚泄泻、肾虚遗精者有很好的效果。

✔ 莲子和南瓜同食具有滋阴益气的功效；与木瓜同食可清心润肺、强健脾胃；与黄瓜同食可以降脂减肥、润肠通便。

✘ 中满痞胀及大便燥结者忌服。不能与牛奶同服，否则会加重便秘。

✘ 食用变黄发霉的莲子。

宜食时期

痛风缓解期可适量食用。

痛风优势营养素（每 100 克可食部）		
营养成分	含量	功效
钾	846 毫克	利尿、降压
钙	97 毫克	维持牙齿和骨骼健康，除烦躁
镁	242 毫克	保护心脑血管
磷	550 毫克	维护骨骼健康，调整血压

中、低嘌呤食物巧搭配

菜名	食物搭配	嘌呤含量
莲子糯米粥	莲子 20 克，糯米 50 克	17.0 毫克 低

痛风食疗方

银耳莲子羹

材料　干银耳、莲子各 25 克。

做法

1. 干银耳洗净，浸泡 2 小时，去蒂，撕成小朵；莲子洗净，去心，待用。
2. 锅置火上，放入莲子与银耳，倒入适量水，熬煮 1 小时。

嘌呤含量
129.2 毫克
中

> **健康 / 烹饪提示**　水应该一次性加够，以免中间加水影响口感。

红枣莲子糯米粥

材料　莲子 20 克，糯米 100 克，红枣 6 枚。

调料　白糖适量。

做法

1. 莲子去皮、去心，洗净；糯米洗净后，浸泡半小时；红枣洗净、去核备用。
2. 锅中加水，烧开，放入备好的材料。
3. 用小火熬煮成粥，加入白糖即可。

嘌呤含量
25.9 毫克
中

> **健康 / 烹饪提示**　在吃了过于油腻的菜肴后，应避免吃大量的糯米，以免损伤脾胃。

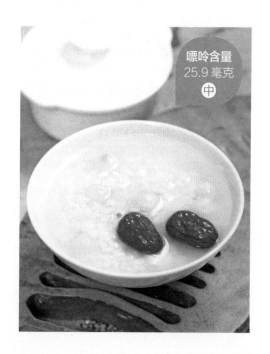

中药类

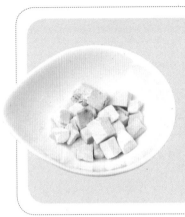

茯苓

降尿酸，通利关节

性味归经 味甘、淡，性平，归心、肺、脾经。
用法用量 内服：煎汤，10～15克；或入丸、散。宁心安神用朱砂拌。

抗痛风原理

茯苓含有的茯苓酸、茯苓聚糖、胆碱、卵磷脂和钾等营养素，具有利尿、降血糖、通利关节的作用，可促进尿酸的排泄，减轻痛风症状，对预防痛风并发糖尿病有一定的作用。

功效解密

茯苓有促进肝脏胶原蛋白降解和肝内纤维组织重吸收的作用，可减轻肝硬化病情。此外，茯苓还能改善伴有体倦乏力、食少便溏等症状的肾病综合征、脾胃气虚症，辅助治疗肾病。

家庭用法

1. 泡茶：茯苓25克，陈皮5克，水煎，饮服时加入生姜汁10滴。有健脾和胃的功效。
2. 煮粥：取茯苓、薏米各25克，陈皮5克，粳米适量，煮粥食用。可用于治疗脾虚泄泻、小便不利等症。

食用宜忌

✘ 肾虚多尿、虚寒滑精、气虚下陷、津伤口干者慎服。

✘ 在秋燥季节，口干咽燥，并脾虚湿困，则不宜长期服用茯苓，否则可加重燥气。

✘ 不宜与米醋同食。

搭配宜忌

✔ **茯苓 + 红枣** 补益脾胃，宁心安神

✔ **茯苓 + 大米** 健脾胃，利尿渗湿

选购保存

品质好的茯苓体重坚实，外皮呈褐色而略带光泽，皱纹深，断面白色且细腻，粘牙力强。

市场上购买的茯苓一般都切成薄片或块状，色白细腻而有粉滑感，质松脆，易折断破碎。宜放在阴凉、干燥处保存，注意防潮、防蛀。

痛风食疗方

茯苓粥

材料 茯苓 15 克，小米 50 克。

做法

1. 将茯苓洗净，水煎取汁备用；小米淘洗干净。
2. 锅置火上加入药汁及适量清水，大火煮开，然后放入小米，煮至粥黏即可。

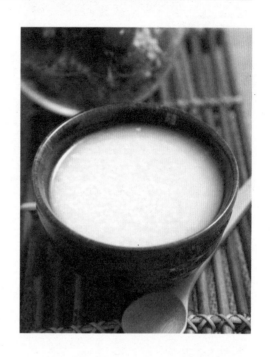

健康 / 烹饪提示 茯苓的药味很淡，微甜，所以痛风患者可以将茯苓泡茶喝或煮粥吃。

豆蔻茯苓馒头

材料 白豆蔻 5 克，茯苓 10 克，面粉 250 克，酵母 3 克。

做法

1. 白豆蔻去壳，烘干研成细粉；茯苓烘干，研成细粉。
2. 将面粉、白豆蔻粉、茯苓粉、酵母和匀，加水适量，揉成面团，发酵待用。
3. 将面团制成每只重 20 克的馒头坯，上笼蒸 20 分钟即可。

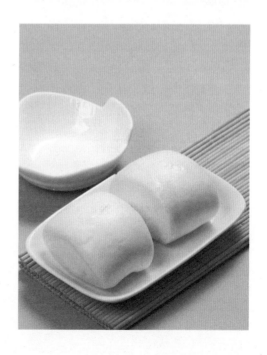

健康 / 烹饪提示 可以到中药房买茯苓粉，自己制作茯苓食品。

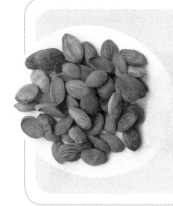

桃仁 有助于缓解痛风症状

性味归经 性甘平、味苦，归肺、肝、大肠经。
用法用量 内服：煎汤，5~9克；或入丸、散。外用：捣敷。

抗痛风原理

桃仁含有的萘酚，具有利尿、抑制尿酸形成的作用，可达到碱化尿液、促进尿酸排泄的目的，能有效缓解痛风症状。

功效解密

桃仁含有的纤维素可以促进肠壁蠕动，帮助消化，防止大便干燥。此外桃仁中含有45%的脂肪油，能提高肠道的润滑性而使大便易于排出，因此，桃仁适合用于老年人或虚弱者的虚性便秘。

桃仁可缓解痛经及经期腰痛等症状，可用于调理经期过长或过短和月经量过少或过多。

家庭用法

药膳：桃仁可与食材搭配，做成药膳食用。

食用宜忌

✘ 桃仁有毒，服用不可过量。
✘ 孕妇忌服。
✘ 血虚血燥者忌服。

搭配宜忌

✔ **桃仁 + 薏米** 活血止痛，利尿消肿

✔ **桃仁 + 红花** 活血化血，降血脂

✔ **桃仁 + 当归** 活血调经，润燥滑肠

选购保存

桃仁以干爽、颗粒均匀、饱满整齐不破碎为上品，色泽呈红棕色或者黄棕色，有细小的颗粒状突起，味道微苦。宜放置在阴凉干燥的地方，不宜放在潮湿的地方。此外，桃仁含有丰富的油脂，食用时要查看其是否变质。

痛风食疗方

桃仁红花粥

材料　桃仁 5 克，红花 6 克，粳米 50 克。

做法

1. 将桃仁捣成泥，与红花一并煎煮，去渣取汁；粳米淘洗干净。
2. 锅置火上，加入药汁及适量清水，大火煮开，放入粳米煮至粥黏即可。

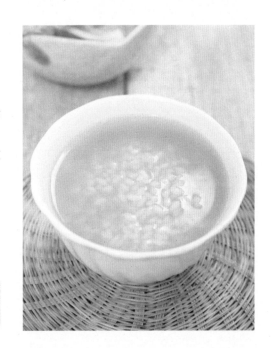

健康 / 烹饪提示　桃仁分解后能产生氢氰酸，因此，用量不宜过大。

桃仁薏米粥

材料　桃仁 8 克，薏米 20 克，粳米 30 克。

做法

1. 薏米洗净，浸泡 2 小时；桃仁捣成泥，加水研汁去渣；粳米淘洗干净。
2. 锅置火上，加入桃仁汁及适量清水，大火煮开，放入粳米和薏米煮至粥黏即可。

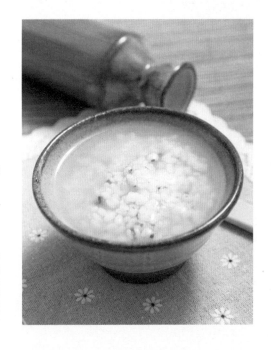

健康 / 烹饪提示　淘洗薏米时宜用冷水轻轻淘洗，不要用力揉搓，以免造成水溶性维生素的流失。

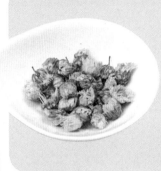

菊花 减少尿酸的生成

性味归经	味微辛，性微寒，归肺、肝经。
用法用量	内服：煎汤，8~15克；泡茶或入丸、散。

抗痛风原理

菊花中含有的类黄酮，具有降低血压及扩张冠状动脉和抑菌的作用，可以防治痛风并发高血压。此外，菊花茶有清热利尿的作用，有助于促进尿酸的排出。

功效解密

菊花有良好的镇静作用，能使人肢体轻松、精神振奋，还能让人双目明亮，特别对肝火旺、用眼过度导致的双眼干涩有较好的疗效。

菊花有疏风、平肝的功效，对感冒、头痛有辅助治疗作用，还可用于治疗外感风热、目赤肿痛。

家庭用法

1. 泡茶：将菊花用开水冲泡后饮用，气味芳香，可消暑生津、祛风润喉、养目解酒。

2. 制酒：由菊花加糯米、酒曲酿制而成，古称"长寿酒"，其味清凉甜美，有养肝明目、健脑、延缓衰老等功效。

3. 煮粥：将菊花与粳米同煮制粥，软糯清爽，能清心、除烦、悦目、去燥。

食用宜忌

✔ 疏散风热宜用黄菊花，平肝、清肝明目宜用白菊花。

✘ 体虚、脾虚、胃寒者不宜服用菊花。

✘ 痰湿型、血瘀型高血压不宜用菊花。

搭配宜忌

✔ **菊花 + 决明子** 降血压，利尿通便

✔ **菊花 + 枸杞子** 养眼明目，调控血糖

选购保存

宜选择黄白色、花瓣结实而不散落的菊花，这样的菊花比较新鲜，且在加工时没用过硫黄熏等工艺。此外，越干燥的菊花越好，也更容易保存。

痛风食疗方

红枣菊花粥

材料　红枣50克，粳米100克，菊花15克。

调料　红糖适量。

做法

1. 将红枣洗净，去核；粳米淘洗干净。
2. 锅置火上，加适量清水，放入红枣、粳米、菊花，大火煮开，转小火煮至粥黏稠，放入红糖调味即可。

健康/烹饪提示　痛风合并糖尿病患者不宜食用此粥。

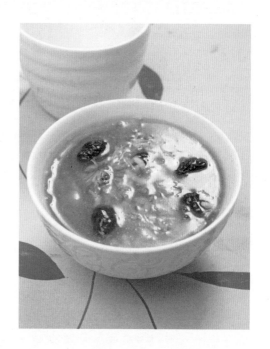

菊花山楂茶

材料　菊花15克，山楂20克。

做法

1. 将菊花、山楂分别清洗干净。
2. 将菊花和山楂一起放入杯中，用开水冲泡，10分钟后即可饮用。

健康/烹饪提示　山楂中的酸性物质对牙齿具有一定的腐蚀性，食用后要注意及时漱口。

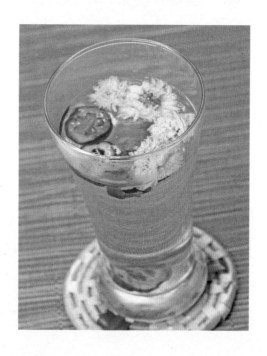

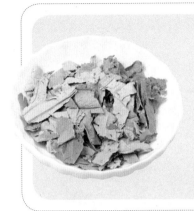

荷叶

帮助痛风患者减轻体重

性味归经 性平，味苦，归肝、脾、胃经。
用法用量 内服：煎汤，6~10克（鲜品15~30克）；或入丸、散。外用：适量，捣敷，研末掺或煎水洗。

抗痛风原理

荷叶具有清暑利湿、凉血止血的功效，可帮助痛风患者减轻体重。此外，荷叶含有黄酮类物质，能够清除自由基、降低血脂及胆固醇，对心肌梗死有对抗作用，可用于防治痛风并发心脑血管疾病。

功效解密

从荷叶中提取的生物碱——荷叶碱可扩张血管，降低血压。荷叶还有清热平肝的功效，能改善高血压引起的头痛眩晕症状。

家庭用法

1. 泡茶：将适量荷叶放入杯中，用开水冲泡，具有降脂减肥的功效，需要注意的是，只有第一泡有降脂减肥的作用，且最好空腹饮用。

2. 煮粥：将荷叶与其他食材一起煮成粥食用，具有降压降脂、清暑化湿的功效。

食用宜忌

✗ 体虚者及有消化道疾病（比如胃不好）者不宜食用荷叶。

✗ 孕妇忌服，否则可能会造成贫血。

搭配宜忌

✔ **荷叶 + 山楂** 助消化，利减肥

✔ **荷叶 + 莲子** 降压，消暑，养护心脏

选购保存

优质的荷叶上表面呈深绿色或黄绿色，较粗糙；下表面呈淡灰棕色，较光滑，质脆，易破碎。微有清香气，味微苦。购买时宜选择叶大、整洁、色绿的荷叶。

痛风食疗方

荷叶消暑粥

材料 荷叶半张，糯米、花生仁各100
克，绿豆20克，带皮冬瓜200克。

调料 冰糖15克。

做法

1. 荷叶、糯米洗净；带皮冬瓜洗净，切
   片备用。

2. 绿豆洗净，冷水浸泡5小时；花生仁
   洗净，用电饭锅带水蒸2小时后取出。

3. 锅内加适量清水，用大火煮开后转小
   火，加入除冬瓜外所有材料，继续煮
   30分钟，再加冬瓜片煮30分钟后，
   将荷叶捞出，加入冰糖调味即可。

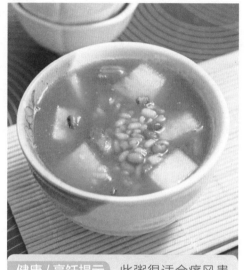

健康 / 烹饪提示 此粥很适合痛风患
者夏天饮用。

莲子荷叶粥

材料 大米80克，鲜荷叶1张，新鲜莲
子30克。

调料 白糖适量。

做法

1. 大米淘洗干净，浸泡30分钟；荷叶
   洗净撕碎，放入锅中，加入适量清水，
   熬煮成荷叶汤，留汤备用；莲子洗净，
   去心。

2. 大米放入锅中，倒入荷叶汤，大火煮
   沸，放入莲子改小火同煮至粥稠，加
   白糖调味即可。

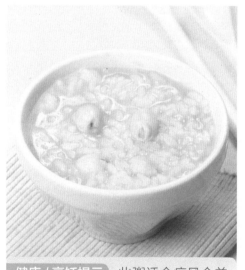

健康 / 烹饪提示 此粥适合痛风合并
高血压、高血脂、肥胖症患者食用。

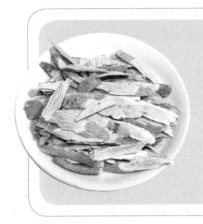

黄芪

有显著的利尿作用

性味归经　性微温，味甘，归脾、肺经。
用法用量　内服：煲汤、炖肉、泡水，每次
9~30 克。

抗痛风原理

黄芪含有胆酸、叶酸、糖类及多种氨基酸，能提高机体非特异性免疫功能，消除尿蛋白，有显著的利尿作用，有助于尿酸的排出。

功效解密

黄芪含有黄芪多糖，有调节血糖的作用。

黄芪中含有降压成分 γ - 氨基丁酸和黄芪皂苷甲，对低血压有升高作用，又可使高血压降低保持稳定，具有双向调节作用。

家庭用法

1. 冲茶：每天用黄芪 5~10 克，开水泡 10~20 分钟后代茶饮用，可反复冲泡。

2. 煎汤：每天用黄芪 30 克左右，水煎后服用，或水煎好后代茶饮用。用黄芪 30 克，枸杞子 15 克，水煎后服用。

3. 煮粥、煲汤：取黄芪 50 克左右，煎汤以后，用煎过的汤液烧饭或煮粥。

食用宜忌

✗ 黄芪不宜与萝卜搭配烹调，两者同食有损健康。

✗ 感冒、经期不宜食用黄芪。

✗ 阴虚体质、痰湿体质和气郁体质者不宜食用黄芪。

搭配宜忌

✓ **黄芪 + 山药**　降血糖，保护肾脏

✓ **黄芪 + 薏米**　利尿消肿，降尿酸

选购保存

宜选择干爽、条粗壮、皱纹少、粉性足、质坚实而绵、不易折断、味甜、无黑心或空心的黄芪。黄芪容易霉蛀，夏、秋季一定要勤晒，密封包装，放在干燥的地方。

痛风食疗方

黄芪红枣茶

材料 黄芪 10~15 克，红枣 6 枚，清水
2~3 碗。

做法

1. 红枣用温水泡发洗净，去核。
2. 黄芪和红枣用清水浸泡 20~30 分钟。
3. 锅内加入清水，放入红枣、黄芪，煮
   沸后转小火煮 20 分钟即可饮用。

健康 / 烹饪提示 最好用小刀在红枣
表皮划出直纹来帮助养分溢出。

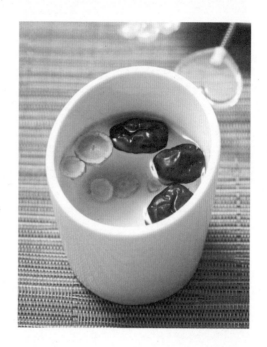

黄芪山地粥

材料 黄芪 30 克，干山药 100 克，生地
黄 15 克。

做法

1. 黄芪、生地黄煎水取汁；干山药研
   为粉末。
2. 将药汁煮沸，慢慢撒入山药粉，搅匀，
   煮成粥食用。

健康 / 烹饪提示 黄芪补气升阳多炙
用，利尿消肿多生用。为了发挥利尿
消肿之功效，此粥可用生黄芪。

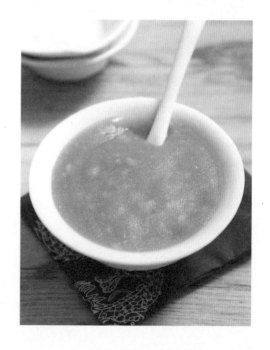

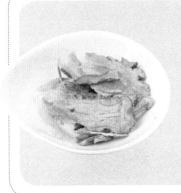

当归 有效防治痛风并发肾病

性味归经 性微温，味甘，归脾、肺经。
用法用量 内服：煎汤，10~20克；浸酒、熬膏或入丸、散。

抗痛风原理

当归能调节人体酸碱度，碱化尿液，抑制尿酸的形成，并能促进尿酸排出。此外，当归还能改善肾小球过滤功能及肾小管吸收功能，减轻肾损害，能有效防治痛风并发肾病，缓解痛风症状。

功效解密

当归含有挥发油、有机酸、氨基酸、维生素、微量元素等多种物质，能显著促进机体造血功能，升高红细胞、白细胞和血红蛋白含量。

当归含有兴奋和抑制子宫平滑肌的两种成分，能够调节子宫平滑肌收缩，解除痉挛，从而达到调经止痛的目的。

家庭用法

煮粥、煲汤：在煮粥或煲汤时放入几克当归，具有补血和血的作用。

食用宜忌

✖ 热盛出血者禁服，湿盛中满、大便溏泄者、孕妇慎服。

✖ 月经过多、有出血倾向、阴虚内热者不宜服用。

搭配宜忌

✔ **当归 + 羊肉** 温中补血，祛寒止痛

✔ **当归 + 黄芪** 益气养血，改善血循环

✔ **当归 + 大米** 活血止痛，补血调经

选购保存

宜选择主根粗长、油润、外皮颜色为黄棕色、肉质饱满、断面颜色黄白、气味浓郁的当归，最好存放于阴凉干燥处。

痛风食疗方

当归益母蛋

材料 当归20克，益母草30克，鸡蛋2个。

做法

1. 将当归和益母草洗净；鸡蛋外壳清洗干净，煮熟去壳用针扎数个孔。
2. 锅置火上，将当归、益母草煎成药汁，然后放入鸡蛋再煮3~5分钟即可。

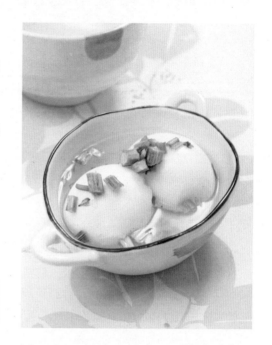

健康 / 烹饪提示 孕妇忌食当归益母蛋。

参归桑叶茶

材料 当归150克，党参120克，冬桑叶60克。

做法

1. 将当归、党参、冬桑叶研成粗末，混合均匀。
2. 每日取30~40克，置保温瓶中，冲入沸水适量，盖闷20~30分钟后，代茶频饮。

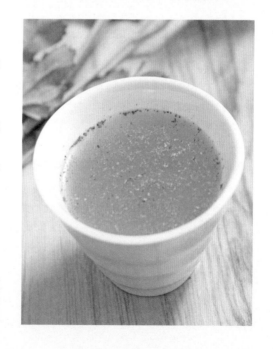

健康 / 烹饪提示 感冒恶寒发热无汗者慎用此茶饮。

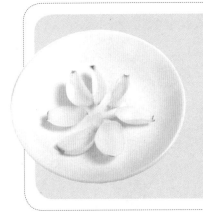

百合

有助于缓解痛风
性关节炎炎症

性味归经 味甘，性微寒，归心、肺经。
用法用量 内服：煎汤，6~12克；蒸食或
煮粥食。外用：捣敷。

抗痛风原理

百合含丰富的钾元素与多种维生素，还含有秋水仙碱，能够抑制白细胞异化，碱化尿液，促进尿酸的排泄，有助于缓解痛风性关节炎炎症。

功效解密

鲜百合含丰富的黏液质，具有润燥清热作用，可用于治疗肺燥或肺热咳嗽等症。

百合中的百合苷，有镇静和催眠的作用，可有效改善睡眠。同时还能清除体内的有毒物质，延缓衰老。

百合还能提高机体的体液免疫能力，因此百合对多种癌症均有较好的防治作用。

家庭用法

1. 冲服：取百合2~3个，洗净捣汁，以温开水冲服，每日2次。

2. 煮粥、煲汤：在煮粥、煲汤时放些百合，不仅味道更佳，还具有良好的滋补作用。

3. 外敷：生百合捣烂，外涂天疱疮，每天1~2次，数日则愈。

食用宜忌

✕ 百合不宜过多食用，否则会伤肺气。
✕ 风寒咳嗽、虚寒出血、脾胃不佳者忌食。

搭配宜忌

✔ **百合＋芹菜** 利尿降压，护心

✔ **百合＋南瓜** 清肺排毒，止咳

选购保存

新鲜百合宜挑选个大、瓣匀、肉质厚、色白或呈淡黄色的。干百合宜挑选干燥、无杂质、肉厚、晶莹透明的。

痛风食疗方

百合粥

材料　干百合 15 克，粳米 60 克。

调料　白糖适量。

做法

1. 将干百合磨成粉末；粳米淘洗干净。
2. 锅置火上，加入适量清水，放入百合末与粳米，大火烧开，转小火煮至粳米熟烂，最后加适量白糖即可。

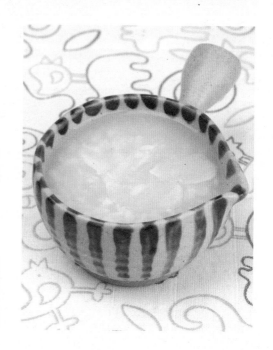

健康 / 烹饪提示　急性期日饮 3~4 次，缓解期早晚可食。要持之以恒，连吃 30 天以上。

百合南瓜

材料　南瓜 100 克，鲜百合 50 克。

调料　白糖、葱花各适量。

做法

1. 取南瓜根部一块，薄薄地削掉一层外皮，切成厚片。
2. 将南瓜块沿盘边摆好。
3. 鲜百合取最新鲜的部分掰成片，洗净沥干和白糖混合均匀，放在南瓜上面。
4. 锅置火上，加适量水，大火烧开，放入装有南瓜的盘子，隔水蒸 10 ~ 20 分钟，取出，撒适量葱花即可。

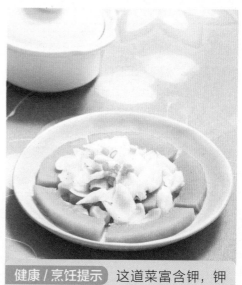

健康 / 烹饪提示　这道菜富含钾，钾代谢紊乱者忌食。

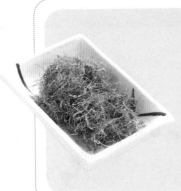

玉米须

增加尿量，促进尿酸排出

性味归经 性平，味甘，入胃、肝、胆经。

用法用量 内服：煎汤，15~30克；大剂量60~90克；或烧存性研末。外用：适量，烧烟吸入。

抗痛风原理

玉米须有利尿消肿、平肝利胆的功效，可增加尿量，有助于促进尿酸的排泄，缓解痛风症状。

功效解密

玉米须具有利尿、降血压、促进胆汁分泌、降低血液黏稠度等功效。此外，玉米须中的多糖能显著降低血糖，促进肝糖原的合成，其所含的皂苷类物质也有辅助治疗糖尿病的作用。

玉米须能促进胆汁排泄，降低其黏度，减少胆色素含量，适用于无并发症的慢性胆囊炎、胆汁排出障碍的胆管炎患者。

家庭用法

1. 泡水：取适量玉米须，用开水冲服，代茶饮用，具有显著的利尿功效。

2. 煮粥、煲汤：在煮粥、煲汤时放些玉米须具有良好的利尿作用。

食用宜忌

✗ 玉米须有较强的利尿作用，凡有尿急、尿频症状者不宜服用。

✗ 阴虚上火者忌用。

选购保存

宜选择柔软、有光泽的玉米须。

痛风食疗方

荷叶玉米须粥

材料 鲜荷叶1张，玉米须30克，大米100克。

调料 冰糖适量。

做法

1. 大米淘洗干净；鲜荷叶洗净，切成小片，将鲜荷叶和玉米须放入锅中，加适量清水，用大火煮开，转小火煮10~15分钟，取汁。

2. 锅置火上，加适量清水和玉米须荷叶汁，煮开，放入大米，煮至粥黏稠，放入冰糖，待其融化即可。

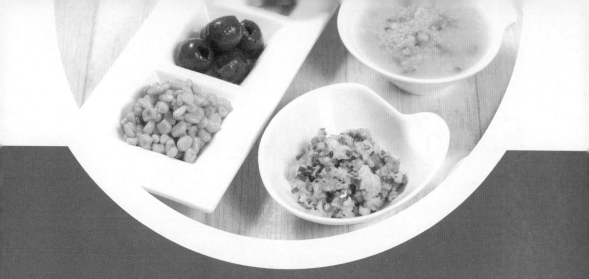

第三章
痛风并发症患者的
饮食宜忌

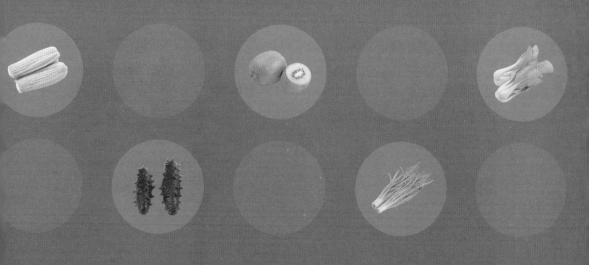

痛风并发高血压

饮食原则

限制嘌呤摄入量

应少吃嘌呤含量较多的动物性食物，如动物内脏、鱼皮、鱼子、鱼干、沙丁鱼、带鱼、蛤蜊、牡蛎等。

限制脂肪的摄入量

少吃动物内脏（心、肝、肠、肾）及脑、蛋黄、虾子、蟹黄、肥肉、鱿鱼、乌贼、牛油、奶油等高脂肪、高胆固醇食物。每天烹调用油不超过 25 克，有条件的可以选用橄榄油、山茶油等油脂，这些油脂含有不饱和脂肪酸，对心脑血管可以起到很好的保护作用。

限制食盐摄入量

食盐在人体内含量过多，就会增加血容量和血液黏稠度，使血管收缩、血压升高，痛风并发高血压患者每日食盐摄入量应在 2~5 克。可以使用控盐勺，一天用量可以分次食用，亦可集中到其中一餐。

多吃蔬菜

痛风患者应多吃碱性食物，一般蔬菜均属于碱性食物，且含有较多的维生素和膳食纤维，可以预防血管硬化，保持大便通畅。每天蔬菜的摄入量不少于500 克。

多补充水分

每天从汤、粥及饮水中摄入的总水量应在 2500~3000 毫升，日排尿量最好达到 2000 毫升，可以稀释尿酸，使尿酸水平下降，还能加速尿液排泄；夜间也应注意补充水分，预防夜尿浓缩。当肾功能有问题时，饮水量应听从医生的具体指导。

忌饮酒及含酒精的饮料

酒精容易使体内乳酸沉积，对尿酸排出有抑制作用，易诱发痛风。

适量摄入蛋白质

过多地摄入蛋白质会使嘌呤的合成量增加，并且蛋白质代谢产生含氮物质，可引起血压波动。应少吃含脂肪高的猪肉，增加含蛋白质较高而脂肪较少的禽类及鱼类。牛奶、鸡蛋含嘌呤很少，可作为蛋白质的首选来源。

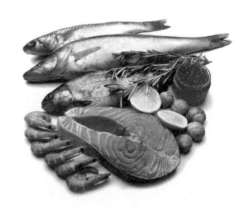

食物宜忌

谷物类

✔ 面粉、大米、小米、玉米、燕麦、黑米

✘ 米糠、油条、炸糕、奶油蛋糕

蔬果类

✔ 芹菜、大白菜、油菜、菠菜、洋葱、茄子、冬瓜、苹果、桃子、橘子、柠檬、火龙果

✘ 腌菜、黄豆芽

肉蛋奶类

✔ 牛瘦肉、鸡肉、鸭肉、鸽肉、猪胰、鹌鹑、牛奶、酸奶、鸡蛋

✘ 肥肉、肥禽、动物内脏、香肠、火腿、奶油

水产菌类

✔ 海参、海蜇、鳝鱼、乌贼、海带、香菇、金针菇、银耳

✘ 鱼皮、鱼子、鱼干、沙丁鱼、凤尾鱼、鲢鱼、带鱼、蛤蜊、牡蛎、淡菜、干贝、小虾、虾米

其他类

✔ 花生油、玉米油、葵花子油、大豆油、菜子油、橄榄油、大蒜

✘ 咸菜、酱菜、浓茶、酵母粉、各种酒类

痛风并发高脂血症

饮食原则

限制热量摄入，控制体重

宜采用低热量、低脂肪的平衡饮食。其中糖类约占总热量的 57%，脂肪占总热量的 25%，蛋白质占总热量的 18%。切记减轻体重应循序渐进，否则容易导致酮症或痛风急性发作。

限制嘌呤摄入量

应少吃嘌呤含量较多的动物性食物，如动物内脏、鱼皮、鱼子、鱼干、沙丁鱼、带鱼、蛤蜊、牡蛎等。

限制胆固醇的摄入量

每天胆固醇的摄取量应控制在 200 毫克以下，富含胆固醇的食物有蛋黄、猪脑、猪肝、皮蛋、蟹黄、猪腰子、鱼子等。

限制甜食的摄入量

糖类，如蔗糖、果糖，对三酰甘油的含量有一定的影响。

限制脂肪的摄入量

少食用或不食用富含饱和脂肪酸的动物脂肪，尽量不吃油炸食品、甜食，增加多不饱和脂肪酸的摄入量，有助降低血中胆固醇。食用油以植物油为主，每日不超过 25 克。

多吃富含膳食纤维的食物

膳食纤维有助于降低胆固醇的含量，还能促进胃排空，促进肠胃蠕动，预防便秘。

晚餐的限制

晚餐过晚或吃油腻和难以消化的食物，会促进胆固醇在动脉壁上沉积，也会加速动脉硬化的发生。

限制甜食的摄入量

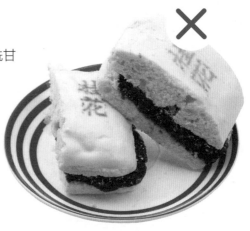

食物宜忌

谷物类

✓ 面粉、大米、玉米、荞麦、燕麦、莜麦

✗ 油炸类的食品油条、炸糕、豆泡等，面包、蛋糕

蔬果类

✓ 梨、桃、柠檬、橙子、橘子、西瓜、哈密瓜、苋菜、芹菜、荠菜、洋葱、苦瓜、黄瓜

✗ 腌菜、黄豆芽、杏干

肉蛋奶类

✓ 鸡肉、鸽肉、猪瘦肉、牛瘦肉、脱脂牛奶、鸡蛋清

✗ 动物内脏、肥肉、蛋黄、全脂乳品、腊肉

水产类

✓ 鳝鱼、海参、海蜇、鲈鱼、鳗鱼

✗ 鱼皮、鱼子、鱼干、沙丁鱼、凤尾鱼、鲢鱼、带鱼、蛤蜊、牡蛎、淡菜、干贝、小虾、虾米

其他类

✓ 橄榄油、茶花子油、花生油、葵花子油、大蒜、开心果、核桃仁

✗ 动物油、黄油、浓茶、果汁、糖类、各种酒类

痛风并发肥胖症

饮食原则

限制热量摄入

膳食摄入的能量必须小于机体的消耗能量，总热量可根据性别、劳动等情况控制在 4184~8368 千焦。以每周降 0.5~1 千克体重为宜，直至使体重降至正常或接近正常时给予维持热量。

限制嘌呤摄入量

应少吃嘌呤含量较多的动物性食物，如动物内脏、鱼皮、鱼子、鱼干、沙丁鱼、带鱼、蛤蜊、牡蛎等。

控制盐的摄入量

食盐具有亲水性，如果摄入的食盐过多，不仅会导致体内的水滞留，还会增加人体的血容量和体重。因此，我们应限制每日的食盐摄入量，肥胖患者应控制在 5 克左右。

限制脂肪的摄入量

主要是限制食用油、肥肉等含脂肪量高的食物。在三大营养物质中，脂肪的含热量最高，它供给的热量也最容易使人发胖。在减肥膳食中，每日进食脂肪量应限制在 40 克左右。

忌晚餐过量

晚间人的基础代谢率高，各种消化酶的分泌相对旺盛，食物容易消化和吸收，同时晚上的活动量少，热量消耗少，若进食过量，可转化为脂肪，使人发胖。

保证蛋白质的摄入量

蛋类、肉都含有丰富的蛋白质，蛋白质不仅具有构造身体组织的功能，还可以供给热量，调节人体的各项生理功能，一般每天需进食蛋白质 70 克左右。

忌盲目节食

盲目节食或限制饮食，会造成严重的营养不良，从而使病情加重或损害身体健康。且体重减轻过快还容易引起酮症或痛风急性发作。

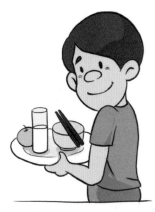

一般来说，早中晚三餐的比例应为 3：4：3，这样既能保证活动时能量的供给，又能在睡眠中让胃肠得到休息。

食物宜忌

谷物类

✔ 面粉、大米、玉米、小米、薏米、燕麦、荞麦

✘ 油饼、油条、油面筋、甜点

蔬果类

✔ 梨、桃、柠檬、橙子、橘子、菠萝、芒果、大白菜、番茄、茄子、芹菜、生菜、洋葱、蒜苗、萝卜、冬瓜、黄瓜

✘ 腌菜、黄豆芽、椰子、蜜枣、葡萄干

肉蛋奶类

✔ 鸡肉、鸽肉、瘦肉、牛奶、鸡蛋、鸭蛋

✘ 肥肉、肥禽

水产类

✔ 鳝鱼、海参、海蜇、鲈鱼、鳗鱼

✘ 鱼皮、鱼子、鱼干、沙丁鱼、凤尾鱼、鲢鱼、带鱼、蛤蜊、牡蛎、淡菜、干贝、小虾、虾米

其他类

✔ 橄榄油、玉米油、花生油、葵花子油、大蒜

✘ 咸菜、酱菜、罐头、浓茶、各种酒类

痛风并发冠心病

饮食原则

限制总热量的摄入

控制总热量，维持热能平衡，防止肥胖，使体重达到并维持在理想范围内。控制体重，是防治冠心病的饮食环节之一。

限制嘌呤摄入量

应少吃嘌呤含量较多的动物性食物，如动物内脏、鱼皮、鱼子、鱼干、沙丁鱼、白带鱼、蛤蜊、牡蛎等。

控制糖类摄入量

食用复合糖类，少吃或不吃蔗糖或葡萄糖等简单的糖类。

供给充足的维生素和矿物质

膳食中应注意多吃含镁、铬、锌、钙、硒元素及维生素 A、维生素 C 的食品。如胡萝卜、番茄、蒜、洋葱、芹菜、苋菜、木耳、海带、橘子、山楂、香蕉、枣、柿子、苹果、猕猴桃、柠檬等。

限制脂肪的摄入量

脂肪的摄入量应限制在总热量的 25% 以下，以植物油为主。此外，还要控制胆固醇的摄入量，胆固醇的摄入量每天应少于 300 毫克。少吃富含饱和脂肪酸或高嘌呤的肥肉、动物油、高脂奶品及蛋黄、动物内脏等食品。

适当增加膳食纤维摄入量

膳食纤维能吸附胆固醇，阻止胆固醇被人体吸收，并能促进胆酸从粪便中排出，减少胆固醇的体内生成，降低血液中胆固醇的含量，减轻冠心病症状。

饮食规律

少量多餐，切忌暴饮暴食，晚餐不宜吃得过饱，否则易诱发急性心肌梗死。

尽量不饮酒

酒精能使心率加快，会加重心肌缺氧，还会抑制尿酸排泄，诱发痛风，故应禁酒。

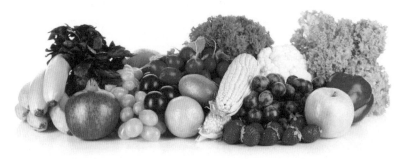

食物宜忌

谷物类

✔ 大米、面粉、燕麦、玉米、小米、薏米、荞麦、糯米、黑米

✘ 含油脂及糖多的糕点

蔬果类

✔ 梨、桃、柠檬、葡萄、番石榴、菠萝、大白菜、茄子、苦瓜、黄瓜、冬瓜、丝瓜、胡萝卜、白萝卜、青椒、番茄

✘ 腌菜、黄豆芽

肉蛋奶类

✔ 瘦肉、脱脂牛奶、鸽肉

✘ 肥肉、肥禽、动物内脏、香肠、火腿、奶油

水产类

✔ 海带、鳝鱼、海参、海蜇、鲈鱼、鳗鱼

✘ 鱼皮、鱼子、鱼干、沙丁鱼、凤尾鱼、鲢鱼、带鱼、蛤蜊、牡蛎、淡菜、干贝、小虾、虾米

其他类

✔ 大蒜、橄榄油、菜子油、板栗、莲子、核桃仁

✘ 咸菜、酱菜、罐头、咖啡、浓茶、各种酒类

痛风并发肾病

饮食原则

1. 在进食肉类、水产类时，应将其切块，用热水先焯一下，再选择吃肉质部分，其他部位（如内脏、鱼子等）不吃，鱼汤或肉汤也不喝，这对控制嘌呤的摄入量很有意义。另外，吃肉类食物时，搭配一些青菜、海藻等能够促进尿酸排出的食物，有助于降低血尿酸水平。

2. 多吃柠檬、冬瓜、绿叶菜、樱桃等能给肾脏排毒的食物，帮助排出泌尿系统毒素，辅助人体排出尿酸。

3. 选择低蛋白质膳食的同时，热量供给必须充足。可以选择一些热量高而蛋白质含量低的食物作为主食，像土豆、藕粉、粉丝、芋头、红薯、山药、南瓜、菱角粉、荸荠粉等。

4. 建议在刷牙后早餐前喝温水，即烧开的水自然冷却至 30～35℃，一般喝着不烫嘴、肠胃不感觉刺激即可。早晨空腹喝水不宜多饮，一杯 150～200 毫升的温水足以冲刷一下肾脏，将毒素排出。

5. 晚期肾病患者要限制脂肪摄入量，建议用橄榄油、花生油炒菜。

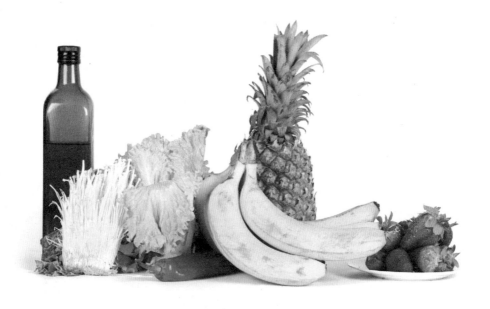

食物宜忌

谷物类

✔ 面粉、大米、小米、玉米、燕麦、黑米、薏米

✘ 米糠、油条、炸糕、奶油蛋糕

蔬果类

✔ 大白菜、荠菜、韭菜、洋葱、茄子、白萝卜、胡萝卜、冬瓜、黄瓜、苦瓜、苹果、桃子、梨、猕猴桃、葡萄

✘ 腌菜、黄豆芽、扁豆、油菜、菠菜、杏干、柿饼、红枣（干）、冬枣

肉蛋奶类

✔ 瘦肉、鸡肉、鸭肉、鸽肉、兔肉、鹌鹑、牛奶、鸡蛋、鹌鹑蛋

✘ 肥肉、肥禽、动物内脏、香肠、火腿、咸肉、咸蛋、皮蛋

水产菌类

✔ 海参、海蜇、海虾、海藻、三文鱼、乌贼、鲈鱼、鳝鱼、黑木耳、银耳

✘ 鱼皮、鱼子、鱼干、沙丁鱼、凤尾鱼、鲢鱼、带鱼、蚌蛤、淡菜、干贝、河虾

其他类

✔ 花生油、玉米油、葵花子油、橄榄油、亚麻子油、紫苏子油、绿茶、黑茶

✘ 果汁、肉汁

痛风并发糖尿病

饮食原则

控制总热量

通过饮食摄入的总热量是影响血糖变化的重要因素，所以必须限制每日从食物中摄入的总热量。如一个中等活动量的成年人，平均每日每千克体重需要热量100千焦。

限制嘌呤摄入量

应少吃嘌呤含量较多的动物性食物，如动物内脏、鱼皮、鱼子、鱼干、沙丁鱼、白带鱼、蛤蜊、牡蛎等。

限制脂肪的摄入量

限制脂肪的摄入量有两方面的理由，一方面，富含脂肪的食物往往嘌呤含量较高；另一方面，脂肪中富含饱和脂肪酸和胆固醇，摄入过多容易增加心脑血管的负担，引发心脑血管类疾病。一般正常成年人每日每千克体重应保证供给0.6~1克，同时应少食用动物油，最好选用植物油，以减少嘌呤含量。

多补充水分

充分补充水分可以降低血液和尿的浓度，且可以制造大量的尿液，帮助尿酸排出，也可避免痛风引起的肾结石。另外，酸性的尿也会经过水分的补充而倾向碱性。

保证蛋白质的摄入量

糖尿病患者体内代谢紊乱，往往会伴随着蛋白质分解过速、丢失过多的症状，因此宜补充优质蛋白。但是，蛋白质含量丰富的食物中，大多含有高嘌呤，所以，痛风病人应注意，尽量选用优质蛋白而且嘌呤含量较低的食物，如兔肉、鸡肉等。

多吃富含钙、锌、铁的食物

痛风和糖尿病的发生，常与钙、锌、铁等元素缺乏有关，所以患者应长期补充富含这些元素的食品，如：牛奶、海带、芹菜、苋菜、荠菜、番茄、猪血等。

戒烟酒

吸烟可以造成组织缺血、缺氧，诱发糖尿病及痛风病的发作，或加重其病情及并发症的发生、发展。大量喝酒者血液中会产生有机酸，有机酸会阻碍尿酸排泄，使血尿酸迅速升高。因此痛风并发糖尿病患者应戒烟戒酒。

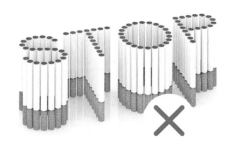

食物宜忌

谷物类

✓ 面粉、大米、玉米、燕麦、小米、黑米、荞麦

✗ 油炸加工过的食物、糯米、面包、蛋糕

蔬果类

✓ 洋葱、青椒、菠菜、空心菜、芹菜、大白菜、卷心菜、生菜、莴笋、茄子、冬瓜、草莓、柠檬、樱桃

✗ 腌菜、黄豆芽、冬枣、人参果、桂圆、柿子、柿饼、葡萄干

肉蛋奶类

✓ 猪瘦肉、牛瘦肉、鸡肉、鸡蛋、鸭蛋、鹌鹑蛋、牛奶

✗ 肥肉、动物内脏、香肠、火腿

水产类

✓ 鳝鱼、海参、海蜇、鲈鱼、鳗鱼

✗ 鱼皮、鱼子、鱼干、沙丁鱼、凤尾鱼、鲢鱼、带鱼、蛤蜊、牡蛎、淡菜、干贝、小虾、虾米

其他类

✓ 核桃仁、杏仁、花生仁、开心果、黑芝麻、黑木耳、亚麻子油

✗ 蜂蜜、白糖、冰糖、蜜饯、奶油、冰淇淋

常用食物生糖指数及生糖负荷表

食物	生糖指数（GI）	生糖负荷（GL）	食物	生糖指数（GI）	生糖负荷（GL）
馒头（富强粉）	88	18	脱脂酸奶	32	5
大米饭	83	17	洋葱	30	6
面条（小麦粉）	82	16	番茄	30	6
烙饼	80	16	鸡蛋	30	1
红薯	77	15	桃子	28	7
南瓜	75	15	四季豆	27	5
西瓜	72	14	牛奶	27	3
胡萝卜	71	14	木耳	26	6
土豆	62	12	青椒	26	5
香蕉	52	11	菜花	26	4
韭菜	52	7	柚子	25	6
牛肉（瘦）	46	1	茄子	25	5
猪肉（瘦）	45	1	苦瓜	25	5
羊肉（瘦）	45	0	芹菜	25	5
豆浆	44	8	黄瓜	23	4
葡萄	43	9	莴笋	23	4
豆腐	42	2	黄豆芽	22	20
鱼	40	2	樱桃	22	4
虾	40	1	海带	17	15
苹果	36	9	菠菜	15	2

特别提示

生糖指数：高 GI≥70，中 GI=56~69，低 GI≤55
生糖负荷：高 GL≥20，中 GL=11~19，低 GL≤10
大致说来，GI 超过 50 或 GL 超过 20 就不妥，两者的数值越低越好。

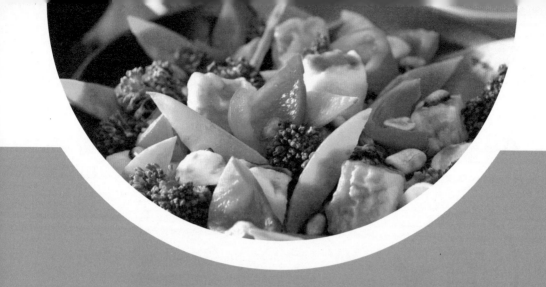

第四章

痛风急性期
和缓解期饮食宜忌

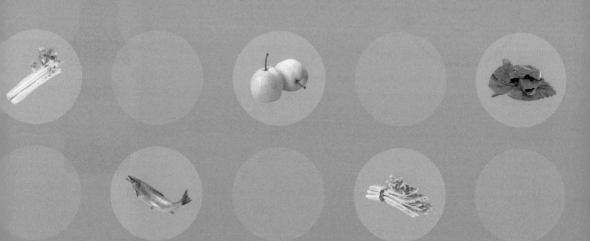

痛风急性期的饮食宜忌

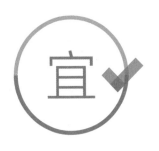

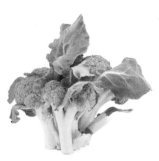

1. 多吃高钾食物，如香蕉、西蓝花、西芹等；钾可减少尿酸沉淀，有助于将尿酸排出。

2. 充足的水分可促进尿酸排出。每天喝 3000 毫升左右的水可以较理想地促进尿酸盐的排泄。

3. 严格限制嘌呤的摄入量。每日嘌呤摄入量在 150 毫克以下，以低嘌呤食物为主，如大米、玉米面、面粉、牛奶、蛋类、蔬菜等。

4. 以牛奶（每日 250 毫升）、鸡蛋（特别是蛋白）、谷类为蛋白质的主要来源。鸡蛋与牛奶中均含优质蛋白质，可提供人们必需的氨基酸以及其他多种营养成分，但它们所含的嘌呤较低，远低于各类肉类、鱼类。

5. 用糖类补足热量，主食以米面为主。

6. 限制脂肪的摄入量，烹调要用植物油。

7. 摄取碱性水果和蔬菜，促进尿酸的排泄。

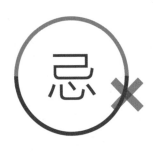

1. 食用动物内脏及鱼、虾、蟹、豆类、蘑菇、肉汤、肉馅等高嘌呤、中等嘌呤食物。

2 食用刺激性食物。患者痛风急性期应限制辛辣刺激性食物和调味品，如葱、姜、蒜、花椒、辣椒、醋等。

3 饮酒。酒易诱发痛风性关节炎急性发作，要绝对忌用。

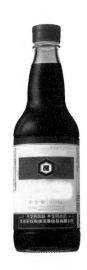

痛风急性期的食物宜忌

	宜用食物	忌用食物
蔬类	白萝卜、胡萝卜、黄瓜、番茄、大白菜、芹菜等	韭菜、菠菜、油菜、黄豆芽等
水果类	樱桃、苹果、梨、西瓜、草莓、柠檬、杏等	——
谷薯豆类	精米、面粉、苏打饼干、山药、土豆等	米糠、黑豆、大豆、绿豆等
蛋奶类	鸡蛋、脱脂牛奶等	全脂牛奶、酸奶
肉类	——	动物内脏、肉汁、肉汤、肥肉等
水产类	海参、海蜇等	青鱼、鲅鱼、小虾、鲢鱼、带鱼、草鱼等

痛风急性期一周食谱举例

	早餐	午餐	晚餐
周一	馒头、凉拌黄瓜、牛奶	大米饭、番茄炒鸡蛋、冬瓜汤	清汤面条、清炒西蓝花
周二	小米粥、苏打饼干、海蜇拌萝卜丝	白面馒头、黄瓜木耳汤、清炒芹菜	大米饭、蒜苗炒鸡蛋、清炒芹菜
周三	白面花卷、海参拌黄瓜	大米饭、清炒山药、冬瓜汤	白面馒头、大米粥、青椒炒鸡蛋
周四	大米粥、煮鸡蛋、凉拌木耳	黄瓜清汤面、清炒油菜	大米饭、凉拌莴笋丝、素炒胡萝卜
周五	苏打饼干、清炒胡萝卜丝、牛奶	白面馒头、醋熘土豆丝、葱花蛋花汤	大米饭、醋熘白菜、冬瓜鸡蛋汤
周六	白面馒头、凉拌黄瓜、牛奶	大米饭、洋葱炒鸡蛋、凉拌苦瓜	青菜面、清炒茄子
周日	大米粥、花卷、炝拌土豆丝	素菜包、黄瓜木耳汤	大米饭、清炒空心菜、番茄鸡蛋汤

痛风急性期低嘌呤食物组合

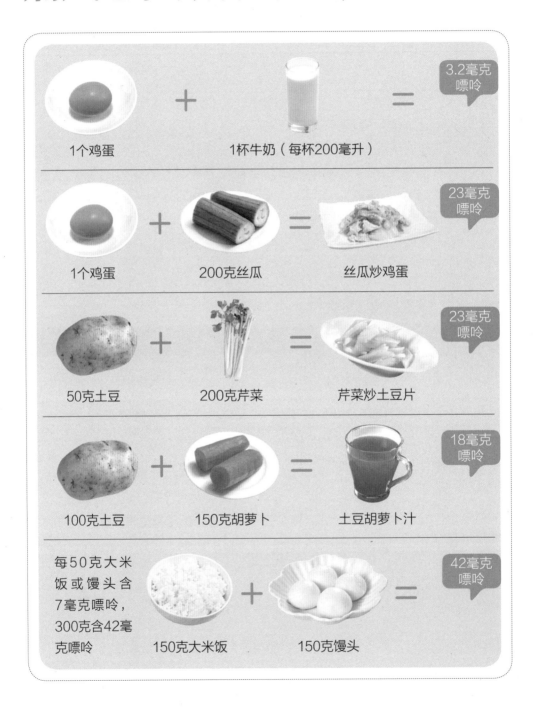

1个鸡蛋 + 1杯牛奶（每杯200毫升） = 3.2毫克嘌呤

1个鸡蛋 + 200克丝瓜 = 丝瓜炒鸡蛋　23毫克嘌呤

50克土豆 + 200克芹菜 = 芹菜炒土豆片　23毫克嘌呤

100克土豆 + 150克胡萝卜 = 土豆胡萝卜汁　18毫克嘌呤

每50克大米饭或馒头含7毫克嘌呤，300克含42毫克嘌呤　150克大米饭 + 150克馒头 = 42毫克嘌呤

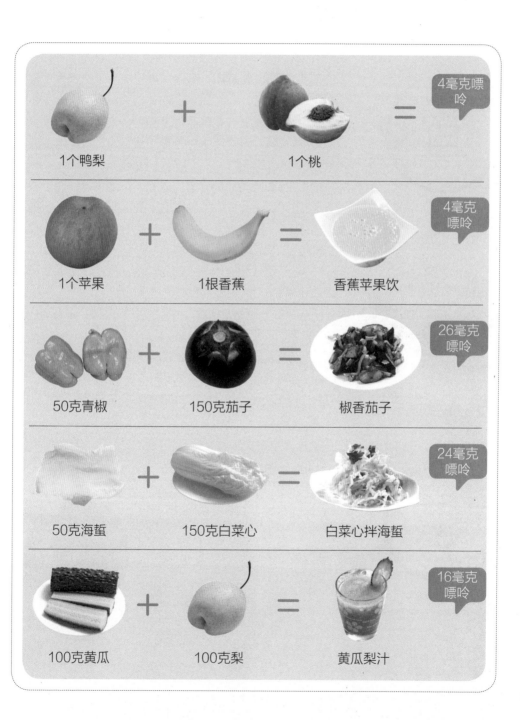

1个鸭梨　+　1个桃　=　4毫克嘌呤

1个苹果　+　1根香蕉　=　香蕉苹果饮　4毫克嘌呤

50克青椒　+　150克茄子　=　椒香茄子　26毫克嘌呤

50克海蜇　+　150克白菜心　=　白菜心拌海蜇　24毫克嘌呤

100克黄瓜　+　100克梨　=　黄瓜梨汁　16毫克嘌呤

痛风缓解期饮食宜忌

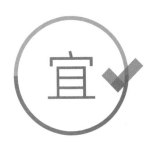

1. 在痛风缓解期，可以恢复正常的平衡膳食。蛋奶类、水果蔬菜类和主食类都基本与正常饮食相同。

2. 可选择低或中等嘌呤含量的食物。可适当放宽嘌呤的摄入量，限量选用中等嘌呤含量的食物，自由选择低嘌呤含量的食物。

3. 控制肉类和海鲜的摄入量。在痛风缓解期可适当摄入肉类和海鲜，但不仅在量上要控制，在种类上更要精挑细选，每日肉类和海鲜要控制在 60~90 克，并选择嘌呤含量相对较低的品种。

4. 超重或肥胖的痛风患者应逐渐减轻体重，适当控制热量摄入，少吃高热量高脂肪食物。

5. 每天喝水 2000~3000 毫升，降低尿酸浓度，促进尿酸排泄，又可减少肾结石的形成。

6. 烹调以植物油为主，尽量不用动物油。

7. 可通过一些烹调技巧来减少鱼和肉中的嘌呤含量，比如用蒸、烤、焯，少用油炸，少喝鱼汤、肉汤。

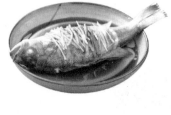

1. 高嘌呤含量的食物。

2. 饮酒。酒精在体内会引起乳酸沉积，且饮酒过多可引起血脂增高。每天喝啤酒 2 听以上者，痛风发病率是不喝啤酒者的 2.5 倍。

3. 进食以牛肚、猪肚、蘑菇、肥牛等为锅底的火锅。喝久煮的火锅汤，会导致患者体内嘌呤值迅速增高。

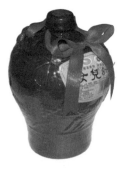

痛风缓解期的食物宜忌

	宜用食物	忌用食物
蔬菜类	白萝卜、胡萝卜、黄瓜、番茄、大白菜、芹菜、莴笋、莲藕、大蒜等	黄豆芽、芦笋等
水果类	香蕉、苹果、梨、西瓜、草莓、柿子、杏等	——
谷薯豆类	精米、面粉、苏打饼干、麦片、精粉面包、馒头、面条、通心粉、山药、芋头、土豆等	大豆、黑豆等
蛋奶类	鸡蛋、牛奶、酸奶、炼乳、麦乳精、豆奶等	——
菌藻类	木耳、平菇、裙带菜等	香菇等
肉类	鸡肉、牛肉、猪瘦肉、兔肉等	猪肝、鸡肝、鸭肝、猪大肠等
水产类	海蜇、鲫鱼、鳝鱼、三文鱼、海参等	沙丁鱼、凤尾鱼、鱼子、鱼干等

痛风缓解期一周食谱举例

	早餐	午餐	晚餐
周一	馒头、海蜇拌白菜心、牛奶	大米饭、丝瓜炒鸡蛋、紫菜汤	清汤面条、鸡胸肉炒菜花
周二	小米稀饭、苏打饼干、凉拌土豆丝、牛奶	白面馒头、香菜木耳汤、清炒小油菜	大米饭、韭菜炒鸡蛋、猪瘦肉炒胡萝卜丝
周三	白面花卷、凉拌芹菜、牛奶	大米饭、清炒南瓜丝、紫菜汤	白面馒头、大米粥、洋葱炒鸡蛋
周四	大米粥、茶鸡蛋、凉拌木耳花生	小白菜清汤面、鳝鱼炒黄瓜片	大米饭、蒜泥海带丝、素炒土豆丝
周五	苏打饼干、清炒萝卜丝、牛奶	白面馒头、白菜炒海参、葱花蛋花汤	大米饭、西葫芦炒肉丝、紫菜鸡蛋汤
周六	白面馒头、凉拌菠菜、牛奶	大米饭、番茄炒鸡蛋、凉拌苦瓜	青菜牛肉面、凉拌茄子
周日	大米粥、花卷、炝拌海带丝	素菜包、黄瓜炒肉、番茄鸡蛋汤	大米饭、蒜蓉茼蒿、草鱼烧豆腐

痛风缓解期中嘌呤食物组合

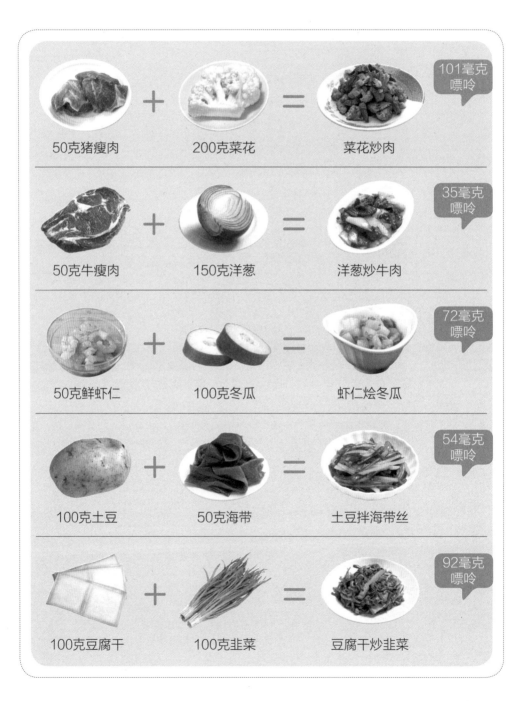

50克猪瘦肉　＋　200克菜花　＝　菜花炒肉　　101毫克嘌呤

50克牛瘦肉　＋　150克洋葱　＝　洋葱炒牛肉　　35毫克嘌呤

50克鲜虾仁　＋　100克冬瓜　＝　虾仁烩冬瓜　　72毫克嘌呤

100克土豆　＋　50克海带　＝　土豆拌海带丝　　54毫克嘌呤

100克豆腐干　＋　100克韭菜　＝　豆腐干炒韭菜　　92毫克嘌呤

痛风患者需要做哪些检查

痛风患者的检查可为痛风的诊断提供根据。由于痛风不是孤立存在的，而且经常合并其他代谢紊乱性疾病，比如高血压、高脂血症、肥胖症、动脉硬化等，痛风患者除了定期检查尿酸外，还要检查以下内容：

体重

肥胖与痛风有密切关系，所以要定期测量体重，计算体重指数，以了解体重控制情况，避免体重增加。

血压

定期测量血压，必要时可一天内多次测量血压，以便早期发现高血压。

血脂

做血脂全套测定，包括总胆固醇、三酰甘油、高密度脂蛋白、低密度脂蛋白、极低密度脂蛋白等。如果有条件还可做载脂蛋白测定。

血糖

包括空腹和餐后 2 小时血糖，必要时做口服葡萄糖耐量试验，以早期发现隐性糖尿病或糖耐量异常。

24 小时尿中尿酸定量测定

留取 24 小时的尿液（通常以晨 5 时排尿起，至次日 5 时收集最后一次尿液），检测尿酸总量，可以用来鉴别尿酸生成过多或排泄过少。

尿酸清除率测定

可以用来判断生成过多型或排泄过少型。尿酸清除率测定方法是：准确收集 60 分钟尿（要求留中段尿），同时采血测血尿酸，计算每分钟尿酸排泄量与血清尿酸值之比。

1. 尿酸清除率与肌酐清除率（Ccr）比值测定也可用来判断生成过多型或排泄过少型。

2. 随意尿中尿酸 / 肌酐比值测定是最简单的方法，可用来鉴别尿酸生成过多型或排泄过少型。

肝、肾功能检查

确定有无痛风性肾病及肝脏病变。肝脏 B 超检查可发现有无合并脂肪肝；肾功能检查应包括微量蛋白、尿比重、血尿素氮及肌酐。

心血管及脑血管功能检查

可以做心电图、超声心动图、心功能测定、脑血流图等常规检查，必要时做头颅 CT 或冠状动脉造影术，以观察是否有冠心病、脑动脉硬化等病变。眼底检查观察有无视网膜动脉硬化，也是发现动脉硬化的简便方法之一。

病变关节 X 线摄片

有痛风性关节炎发作的患者，要做关节 X 线摄片检查，从而了解关节病变程度，并为痛风诊断提供依据。

泌尿系统 X 线造影检查

由于尿酸结石可透过 X 线，仅部分含有钙成分的结石患者可早期发现肾、输尿管及膀胱结石；观察双肾的形态及肾盂、输尿管的外形，可以确定是否有积水或梗阻。

B 超检查

对泌尿系结石诊断有重大意义。对不能耐受肾盂造影的患者意义更大。

穿刺检查或活组织检查

痛风患者如果在耳郭、手、足关节等处或身体其他部位出现硬质皮下结节，可以做常规穿刺检查，查看是否有尿酸盐结晶，对诊断意义很大。

对于有呼吸道症状的患者

应做胸部 X 线检查或 CT 检查，以发现或排除肺部并发症。

眼底检查

通过对眼底视网膜的检查，可以初步了解患者有无动脉硬化、有无微血管病变。

附录2

常见食物嘌呤含量表

谷薯类及其制品食物嘌呤含量

食物	嘌呤含量 （毫克/100克）	食物	嘌呤含量 （毫克/100克）
米糠	54	面粉	17.1
大豆	27	小麦	12.1
麦片	24.4	高粱米	9.7
糙米	22.4	小米	7.3
面条	19.8	玉米	9.4
大米	18.1	土豆	3.6
糯米	17.7	红薯	2.4

水果类食物嘌呤含量

食物	嘌呤含量 （毫克/100克）	食物	嘌呤含量 （毫克/100克）
哈密瓜	4	菠萝	0.9
柠檬	3.4	石榴	0.8
橙子	3		
橘子	3		
桃	1.4		
枇杷	1.3		
西瓜	1.1		
鸭梨	1.1		
葡萄	0.9		

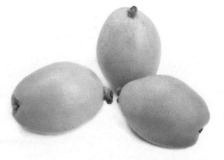

蔬菜类食物嘌呤含量

食物	嘌呤含量 （毫克/100克）	食物	嘌呤含量 （毫克/100克）
菜豆	29.7	包菜	12.4
蘑菇	28.4	盖菜	12.4
韭菜	25	芹菜	12.4
菜花	24.9	丝瓜	11.4
雪里蕻	24.4	苦瓜	11.3
香菜	20.2	榨菜	10.2
芥蓝	18.5	胡萝卜	8.9
糯米	17.7	苋菜	8.7
空心菜	17.5	青椒	8.7
面粉	17.1	腌酸菜	8.6
蒿子	16.3	萝卜	7.5
小黄瓜	14.6	葫芦	7.2
茄子	14.3	姜	5.3
菠菜	13.3	洋葱	3.5
大葱	13	冬瓜	2.8
白菜	12.6		

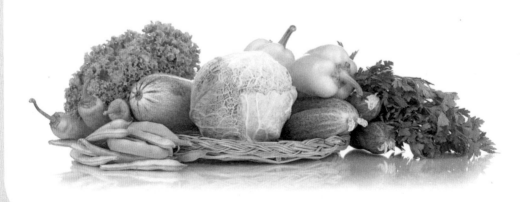

肉类食物嘌呤含量

食物	嘌呤含量（毫克/100克）
鸭肝	301.5
鸡肝	293.5
猪大肠	262.2
猪肝	169.5
牛肝	169.5
鸭心	146.9
猪肺	138.7
鸡胸肉	137.4
猪肾	132.6
猪肚	132.4
鸡心	125
猪瘦肉	122.5
鸭肠	121
羊肉	111.5
兔肉	107.6
牛肉	83.7
牛肚	79
猪脑	66.3
猪皮	29.8
猪血	11.8

水产类食物嘌呤含量

食物	嘌呤含量（毫克/100克）
蚌蛤	436.3
带鱼	391.6
牡蛎	239
鲳鱼	238.1
鲢鱼	202.4
乌鱼	183.2
鲨鱼	166.8
海鳗	159.5
草鱼	140.3
虾	137.7
鲤鱼	137.1
鳝鱼	92.8
乌贼	89.8
螃蟹	81.6
鱼丸	63.2
海蜇皮	9.3
海参	4.2

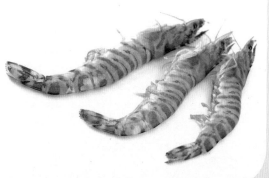

附录3

痛风患者用药指导

痛风急性期的用药

痛风急性期的用药宜忌

药物调理痛风的作用有哪些？

药物调理痛风的作用主要包括以下几个方面：①迅速终止发作，防止复发；②纠正高尿酸血症，使尿酸保持在正常水平；③防止尿酸结石形成与肾功能损害；④缓解关节红、肿、热、痛的炎性症状以及功能障碍。

痛风急性期治疗药物

痛风急性期，患者出现受累关节红、肿、热、痛时，应尽早使用秋水仙碱或非甾体抗炎药，甚至糖皮质激素，直至炎症消退，防止因过早停药而诱使症状复发。这期间要避免使用丙磺舒、苯溴马隆和别嘌呤醇，如正在使用者可以继续使用。

秋水仙碱

功效： 对急性痛风性关节炎有选择性消炎作用，用药后数小时关节红、肿、热、痛症状即可消退。

使用方法： 开始每小时 0.5 毫克或每 2 小时 1 毫克，至症状缓解或出现恶心、呕吐、腹泻等肠道反应时停用。使用方法：一般需 4~8 毫克，症状可在 6~12 小时内减轻，24~48 小时内控制。有肾功能减退者 24 小时内用量不宜超过 3 毫克。

使用须知： 该药并不能降低血尿酸，也不增加尿酸排泄，不良反应多，一定要在医生指导下使用。

保泰松或羟基保泰松

功效： 抗炎作用明显，且能促进尿酸排出，对发病数日者仍有效。

使用方法： 保泰松的服用剂量为每次 0.1~0.2 克，每日 3 次，症状改善后改为每日 1 次。羟基保泰松的服用剂量为每次 0.1~0.2 克，每日 3 次，餐中服，一周后递减，最低维持量为每日 0.1~0.2 克。

使用须知： 本药可引起胃出血及水钠潴留，有活动性溃疡病患者及心脏功能不全者忌用。白细胞及血小板减少的不良反应偶有发生。

吲哚美辛

功效： 解热、缓解炎性疼痛的作用明显，可用于急慢性风湿性关节炎、痛风性关节炎。

使用方法： 初剂量为每次 25 ～ 30 毫克，每 8 小时 1 次，症状减轻后为每次 25 毫克，每日 2 ～ 3 次，连服 2 ～ 3 日。

使用须知： 该药不良反应有胃肠道刺激、水钠潴留、头晕、头痛、皮疹等，有活动性消化道溃疡者禁用。

吡罗昔康（炎痛喜康）

功效： 有明显的镇痛、抗炎及一定的消肿作用。

使用方法： 每日 20 毫克，1 次顿服。

使用须知： 用药后偶有胃肠道反应，长期用药应注意检查血象及肝肾功能。

布洛芬

功效： 具有抗炎、镇痛、解热作用。

使用方法： 每次 0.2 ～ 0.4 克，每日 2 ～ 3 次，可使急性症状在 2 ～ 3 日内得到控制。

使用须知： 该药不良反应较小，偶有肠胃反应及转氨酶升高。

萘普生

功效： 有抗炎、解热、镇痛作用，对于类风湿关节炎、骨关节炎、强直性脊柱炎、痛风等，均有一定疗效。

使用方法： 口服，每日 500 ～ 750 毫克，分 2 次服用，不良反应小。

痛风缓解期的用药

痛风缓解期的用药宜忌

当痛风发作完全停止，进入缓解期后，可根据情况选用排尿酸药和（或）抑制尿酸合成药，使血尿酸维持在正常范围（男性 149~416 微摩尔每升，女性 89~357 微摩尔每升）。

痛风缓解期用药须知

根据患者肾功能及 24 小时尿酸排出量，每日排出尿酸量低于 600 毫克及肾功能良好者，用排尿酸药；肾功能减退及每日排出尿酸量高于 600 毫克者，选用抑制尿酸合成药；血尿酸增高明显及痛风石大量沉积的患者，可两者合用，有使血尿酸下降及痛风石消退加快的作用。因为两组药物都没有消炎止痛的作用，且在使用过程中有促使尿酸进入血液循环、导致急性关节炎发作的可能性，所以不适合在急性期应用。

丙磺舒

功效： 排尿酸药。

使用方法： 初用 0.25 克，每日 2 次，2 周内增至 0.5 克，每日 3 次，最大剂量每日不超过 2 克。

使用须知： 约 5% 的患者出现皮疹、发热、肠胃刺激、肾绞痛及激起急性发作等不良反应。

苯溴马隆

功效： 排尿酸药。

使用方法： 每日 1 次，每次 25~100 毫克。

使用须知： 可有胃肠道反应、肾绞痛及激发急性关节炎发作。

别嘌呤醇

功效： 抑制尿酸合成药。

使用方法： 每次 100 毫克，每日 3 次，可增至每次 200 毫克，每日 3 次。

使用须知： 个别患者可有发热、过敏性皮疹、腹痛、腹泻、白细胞及血小板减少，甚至肝功能损害等不良反应，停药及给予相应调理一般均能恢复。

苯磺唑酮（磺吡酮）

功效： 排尿酸药。

使用方法： 自小剂量开始，每次 50 毫克，每日 2 次，渐增至每次 100 毫克，每日 3 次，每日最大剂量为 600 毫克。

使用须知： 此药对胃黏膜有刺激作用，胃及十二指肠溃疡患者慎用。